表情で体が変わる

かんたん

笑顔呼吸

Smile breath

笑顔コンサルタント
門川義彦
Yoshihiko Kadokawa

SOGO HOREI PUBLISHING CO., LTD

はじめに

風邪をひきやすい。
むし歯が増えた。
疲れが取れない。
血圧が上がった。
就寝中、いびきをかいているようだ。
朝起きたら口の中が乾いている。
イライラや不安がおさまらない。
口元にしまりがなくなった。

あなたはこうした症状に心当たりがありませんか？
もしかしたらその症状は、「呼吸」に原因があるのかもしれません。

この本を手に取ってくださり、ありがとうございます。

始めに少し自己紹介させてください。

私は「笑顔コンサルタント」として30年、８００社・10万人以上の方々に笑顔の研修をさせていただいてきました。

生まれは下町の呉服屋です。大学を卒業後、大手アパレル会社に就職し15年、店長や販売ディレクターを歴任した後に独立、「笑顔アメニティ研究所」を立ち上げました。

設立当初は「笑顔ごときにお金を払う人がいるのか」と冷ややかな目で見られていたと思います。しかし、アパレル会社時代の経験を通して笑顔が売り上げを左右することを嫌というほど知っていた私は、「笑顔コンサルタント」としてやっていくことに迷いはありませんでした。


そんな私が、笑顔のもつパワーを再発見した出来事があります。

今からおよそ30年前、日本ネイチャーゲーム協会（現・日本シェアリングネイチャー協会）のツアーで、サンフランシスコ郊外ヨセミテ公園の自然学校に入学したときのことです。

ツアーではたまたまカルフォルニア州の小学生と一緒になりました。大自然の真っ白な雪に埋もれるように建っている小さな山小屋で、一緒に勉強もしました。

その風景で強烈に印象に残ったのは、先生が一番楽しそうに授業を進めていたことです。先生はボランティアで、自然の大切さを教えていました。

始業の鐘がなると、先生が手をあげて入ってきて「キープ！　スマイル！」と大きな声を発しながら、最高の笑顔で全員が見える位置につきました。そして、もう一度手を大きくあげました。

それまで大騒ぎしていた生徒たちも、手をあげながら静かに席につき始めたのです。先生に気づいた生徒が、アイコンタクトと手のしぐさで他の生徒に笑顔で伝えていきます。先生の笑顔に同調するかのように、笑顔の輪が一瞬で広がりました。30秒の無言のドラマです。

その静けさと教室中に広がった笑顔の幸福感に、私はすっかり感服してしまいました。そして「笑顔のすごさ、素晴らしさを日本で伝えていこう！」と改めて心に誓ったのを覚えています。


言うまでもなく、働く人の笑顔はその企業の売り上げに直結します。実際にあるお店では、売り上げが半年で2・5倍になりました。

「笑顔＝数字」であることを毎回実感していただいた方の口コミでお客様が広がり、おかげさまで30年、今に至るまで一切営業することもなく、たくさんの企業からお声がけを頂戴しております。


スタッフが笑顔になると、売り上げが増えるだけではありません。遅刻、早退、欠勤、退職率も激減するのです。笑顔が増えれば、働き方を改革できるのです。

笑顔によって職場の雰囲気が良くなると、仕事が楽しくなり、その結果勤怠にまで良い影響が出てきます。

さらには、笑顔によって万引きや危険物持ち込みを防止する効果もあります。万引きをしようとしてお店に入っても、スタッフから笑顔で「いらっしゃいませ」と声をかけられたら、きっとそんな気も失せてしまうのだと思います。

一方、笑顔のないお店はどうでしょう。スタッフがお客様に関心がないことが外から見てもわかるので、万引きしやすい環境になっています。

このようにお店のロス率も笑顔で差がついてくるのです。

さて、企業とともに「笑顔による売れる仕組みづくり」を構築してきた私が、なぜ今「呼吸の本」を書くのか。そう思われる方も多いのではないでしょうか。

私が笑顔と呼吸の関係を研究するようになったきっかけは、実は研修させていただいた方々から寄せられた感想にありました。

「笑顔に自信が持てた」
「お客様とのコミュニケーションが楽しくなった」
「売上げが上がった」
などといったコメントの中に

「冷え症がやわらいだ」

「風邪をひきにくくなった」

「肌荒れが治ってきた」

など、笑顔と直接関係ないような意見がいくつか混じっていたのです。

これはどういうことだろう。

私は不思議に思い、その理由を突き止めたくてたくさんの文献を読んだり、専門家のお話を聞きに行ったりしました。

そしてわかったのです。


実は私たちの顔は、呼吸と深く関係しています。そして、**口角を上げるだけで呼吸しやすくなる!**のです。

詳しくは2章で説明しますが、私たちの顔の筋肉は、進化の観点から見るともともととはエラの部分、つまり呼吸に関わる筋肉でした。

口角を上げれば鼻の穴が開き、酸素を取り込みやすくなります。笑顔になれば自然と口角が上がりますから、無理せずとも呼吸しやすく〝なっちゃう〟のです。さらには、口呼吸から鼻呼吸へと、これまた自然に変わります。

つまり笑顔になることで呼吸が変わり、健康面でも良い効果を得られていたのです。口角を上げることは、人間関係を良くし、心身を健康に導き、私たちをハッピーにしてくれるスイッチを押すようなものです。見ている人まで癒されます。

呼吸は私たちにとって文字通り〝生命線〟です。

諸説ありますが、人間は食べ物がない状態で約1カ月、水がない場合は3日間生きながらえると言われています。しかし酸素がない場合は、たったの5分から10分で命が尽きてしまうのです。

それほど呼吸は重要な生命活動であるにもかかわらず、多くの人は特に誰からも教わることなく自己流で続けています。

もしかしたら、その呼吸は間違えているのかもしれません。そして最初に紹介した体調不良は、間違えた呼吸によってもたらされている可能性があります。

笑顔になるだけで、口角を上げるだけで、呼吸が変わって体調が良くなるなら、このことを多くの人にお伝えしたい！　その一心でこの本を書き上げました。

笑顔コンサルタントが書いた、世界一簡単な「健康の本」です。

1章から順に読んでいただけたら、あなたの呼吸が変わり、人間関係も変わっていくでしょう。

もし今すぐに体調を良くしたいなら、2章、3章から読んでいただいてもかまいません。

シワ、たるみ、ほうれい線のケアをしたいなら、3章をどうぞ。もちろん男性の方にもお勧めいたします。

周りの人やお客様とのコミュニケーションを円滑にしたいなら、4章、5章を重点的に読んでいただければヒントが見つかるはずです。

メンタルを整え、日々笑顔で暮らしたいと思っていらっしゃるなら6章からお読みください。

現在、本屋さんに行くと呼吸に関するさまざまな本が並んでいます。

呼吸による健康増進効果やメンタルの安定効果などに注目が集まり、海外の研究機関でも盛んに調査が進められています。

しかし、あえていろいろな呼吸法を試さなくても、まずは笑顔になるだけであなたの呼吸は簡単に変わります。

あなたも口角を上げてみてください。その瞬間から、これから説明する「笑顔呼吸」になっています。そして一回一回の呼吸で、心身を健康に近づけていくことができるのです。

はじめに……2

1章 日本人の呼吸がピンチ！ あなたの不調は口呼吸が原因!?

「お口ポカン」の若者が増えている……18
口呼吸をしているのは、哺乳類では人間だけ……20
口呼吸はデメリットだらけ……22
あなたは口呼吸していませんか？　いますぐチェック！……28
若い世代以上に気をつけたい高齢者の口呼吸……31
酸素だけでなく、二酸化炭素にも意味がある……37
「呼吸筋」が呼吸をつくる……39

「呼吸中枢」が呼吸をコントロールしている……40
呼吸で自律神経のバランスを整える……41
呼吸を究めれば人生も極めることができる……44

2章

「口角を上げるだけ」で鼻呼吸がしやすくなる！

呼吸を整えるには「顔を整える」のが近道……48
世界一簡単な鼻呼吸法＝「笑顔呼吸」をやってみよう！……49
舌の位置に気をつけよう……55
笑顔呼吸のメリット……60
疲れたな、不調だなと思ったらすぐに笑顔呼吸を……71

呼吸筋と表情筋は同じ!? …… 72
私たちの顔は魚の「エラ」だった!? …… 74
顔を整えれば呼吸が整う …… 76

3章 笑顔呼吸がしやすくなる! 表情筋トレーニング

和み笑顔をつくる「わりばしストレッチ」 …… 80
表情筋の特徴を知り、トレーニング効果を高めよう …… 89
表情筋トレ短時間スペシャル……顔グーパー …… 105
顔が固まり始めたら心身の不調のサイン …… 109

4章 あなたの「真顔」を「和み笑顔」に変える方法

「真顔」が怖いからクレームになる!? …… 114
チャートで診断 意外に知らない自分の「真顔タイプ」 …… 116

5章 笑顔コミュニケーションの7つのルール

AI社会では「笑顔」が大きな付加価値になる! …… 132
口元を隠すとポジティブな感情が伝わらない …… 137

「アイコンタクト＋笑顔」で気持ちが伝わる …… 143
笑いと笑顔は違う …… 147
感じがいい声は２５００ヘルツ …… 154
笑顔になるだけで気持ちが明るくなる …… 158
自分の笑顔に自信が持てないときは？ …… 161

６章 もっと笑顔になるための生活習慣のヒント

朝一番は、明るく元気にあいさつする …… 165
大きな声で「はい」と言おう …… 167
常に笑顔のイメージを描いておこう …… 169

小さな「良かった」を探す　170
1日5回笑顔をつくる　172
ぐっすり眠る　174
おわりに　177

編集協力／有留もと子
ブックデザイン／中西啓一（panix）
本文イラスト／竹井心
本文DTP&図表制作／横内俊彦
校正／池田研一

1章

日本人の呼吸がピンチ!
あなたの不調は口呼吸が原因!?

「お口ポカン」の若者が増えている

ここ数年のことです。

街を歩いていたり、電車に乗ったり、カフェでお茶を飲んだりしていると、周囲の人々の〝ある異変〟に気がつくようになりました。

それは、「口を開けている人」が多いこと。若い世代を中心に、口をポカンと開けている人が目につくのです。子どもさんがポーッと口を開けていて、お母さんが「お口閉じなさい！」なんて注意している光景を目にすることもありますよね。ただ、もっと年上の若者たちが「お口ポカン」となっていませんか。そして一心不乱に下向きでスマホを覗き、サクサクとスクロールしている……。

私は、そんな若者や大人が増えたことに気づいて、不思議に思っていたのです。

すると最近になって、この「お口ポカン」現象についてテレビや新聞などが取り上げるようになり、問題視され始めました。

この「お口ポカン」の正体、それは「口呼吸」なのです。

口呼吸とは、その字のとおり口から息を吸い、口から息を吐く呼吸のことです。

もしかしたら今、この本を読んでくださっているあなたの口も開いていませんか？

そして、口呼吸をしていませんか？

後から詳しく述べていきますが、もし、あなたの体が不調だとしたら、その原因は口呼吸にあるかもしれないのです。

口呼吸をしているのは、哺乳類では人間だけ

私たち人間は、鼻からも口からも呼吸することができます。しかし、口呼吸をしているのは、哺乳類の中では人間だけです。本来「口は物を食べるためにあり、鼻は呼吸するためにある」というのが、人間の体の原則といわれています。

私たちが生まれたばかりのとき、つまり赤ちゃんのころは、誰でも鼻呼吸をしています。そして原則通りに口からミルクを飲んでいます。

しかし成長し、言葉を話し始める3～4歳になると、だんだんと口呼吸が増えていきます。その原因は、風邪やアレルギー疾患で鼻がつまったり、扁桃腺や鼻の奥のアデノイド（リンパ組織のかたまり）が大きくなって鼻がつまったりして、鼻で呼吸す

るよりも口で呼吸するほうがやりやすいと覚えてしまうからです。

そして、その習慣が残ってしまっている大人は、口呼吸になりやすいのです。


また、大人になってからも、口呼吸になる原因はいくつかあります。

その1つが過度の飲酒です。お酒を飲み過ぎると鼻粘膜の血管が拡張し、鼻づまりの原因になります。すると、口呼吸になってしまうのです。

さらに肥満も口呼吸の原因となります。そういえば、太っている方は少し体を動かしただけでも長い時間「ハァハァ」と口呼吸になっている印象がありますね。首の周りに脂肪が付いて気道の周りが太くなり、空気の通り道が狭くなって口呼吸になりやすいのだそうです。

口呼吸はデメリットだらけ

普段から無意識に行っている呼吸。無意識だから、知らないうちに口呼吸になっている可能性があります。また、口呼吸をしている人にも、

「そもそも鼻がつまっているから仕方がない」

「イヤなにおいをかがなくてすむ」

「ラクに呼吸できる」

など、言い分はあるようです。

では、口呼吸の何が問題なのでしょうか。

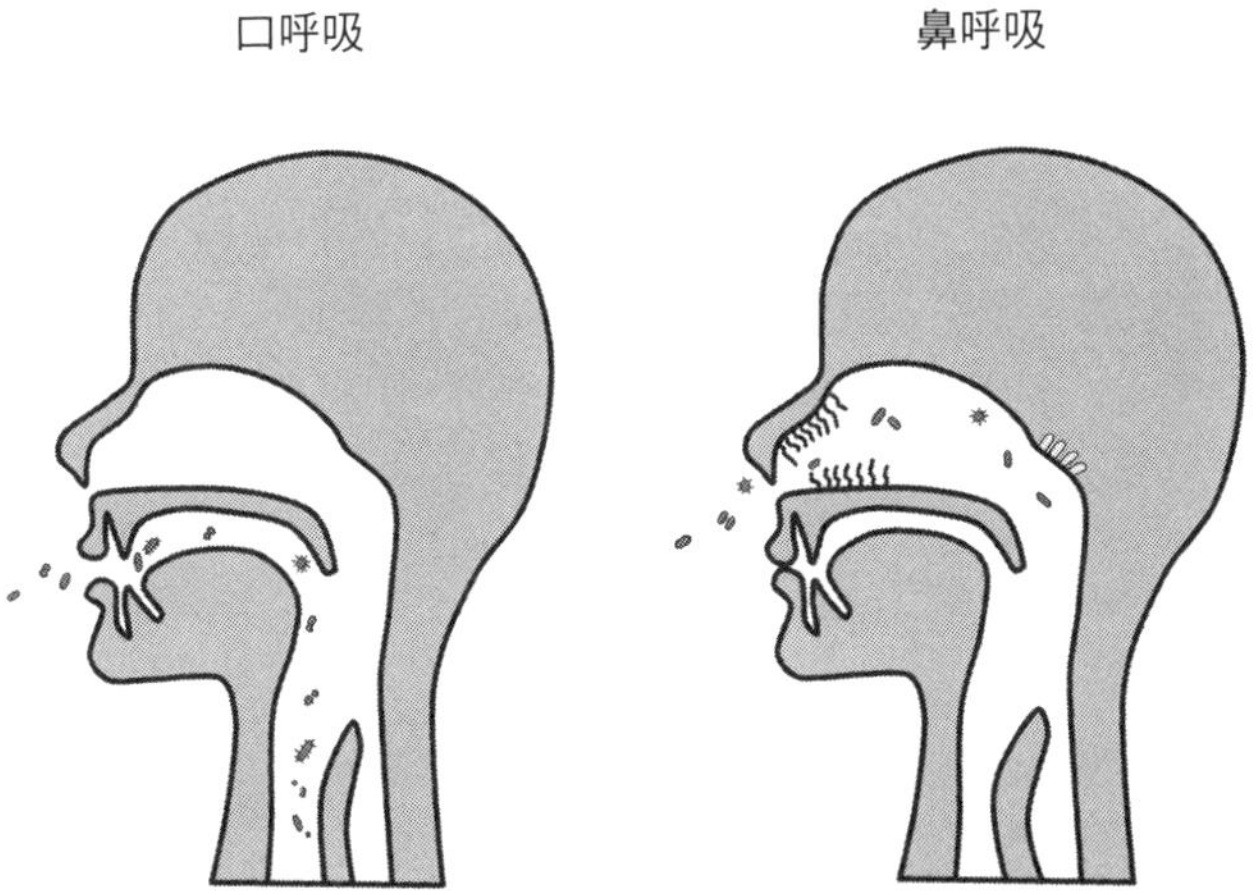

「口呼吸」の問題 ①病気にかかりやすくなる

口呼吸をすると、外気がそのまま体内に取り込まれます。すると空気中を浮遊しているウイルスや病原菌、アレルギー物質などが直接気官に入ってくるので、風邪をひきやすくなり、インフルエンザなどの感染症にもかかりやすくなるなど、免疫力が大幅にダウンしてしまうのです。

また、口の中や気道が乾燥し、喉に炎症や痛みが起こったり、喉の両脇にある扁桃腺の腫れなどを引き起こしやすくなったりします。

「口呼吸」の問題②　実は酸素不足になる

ラクに呼吸できると思いきや、実は口呼吸のほうが酸素を全身に届けにくいのです。全力疾走した後などは、「ハァハァ」と無意識に口呼吸になっていますよね。これは口呼吸のほうが、鼻呼吸よりも一度に大量の酸素を取り込めるためです。

しかし、口呼吸をし続けてたくさん酸素を取り込んでいると、今度はたくさんの二酸化炭素を排出してしまい、血液中の二酸化炭素が低下してしまいます。すると、各臓器に酸素を供給する動脈が収縮して細くなり、末梢の血流が悪くなって、体の隅々の細胞に酸素が行き届かなくなってしまうのです。

その結果、手や足の末端が冷え症になります。また、代謝の低下につながり、太りやすく痩せにくい体質になるほか、疲れやすくなる、集中力が低下する、それに伴って精神的に不安定になるといったことが起こるといわれています。

「口呼吸」の問題③　むし歯や歯周病、口臭が増える

口呼吸をしている人は、いつも口が開いています。すると口の中が乾燥し、唾液が

不足します。

唾液は「天然のデンタルリンス」とも呼ばれ、むし歯菌や歯周病菌などの繁殖を抑える酵素が豊富に含まれています。ですので唾液が不足すると、むし歯や歯周病になりやすくなるのです。さらに、口の渇きは口臭の原因になります。

朝起きたとき、口の中がカラカラになっていたりしませんか。それはまさに、口を開けて口呼吸で寝ていたがために、口の中が乾燥してしまったからです。口の健康が、口呼吸で害されていることが、このとき感覚的にもわかると思います。

歯科医師の間では、子どもの場合、ずっと口を開けていると歯並びが悪くなると指摘されています。

「口呼吸」の問題④　睡眠時無呼吸症候群のリスクが高まる

口呼吸で寝ていると口の健康が害されるとお伝えしましたが、この状態でさらに怖い病気が睡眠時無呼吸症候群です。睡眠中に口呼吸になると、人によっては舌が後方に落ち込んで気道をふさぎ、大きないびきをかいたり、無呼吸状態を繰り返してしま

無呼吸状態

正常な状態

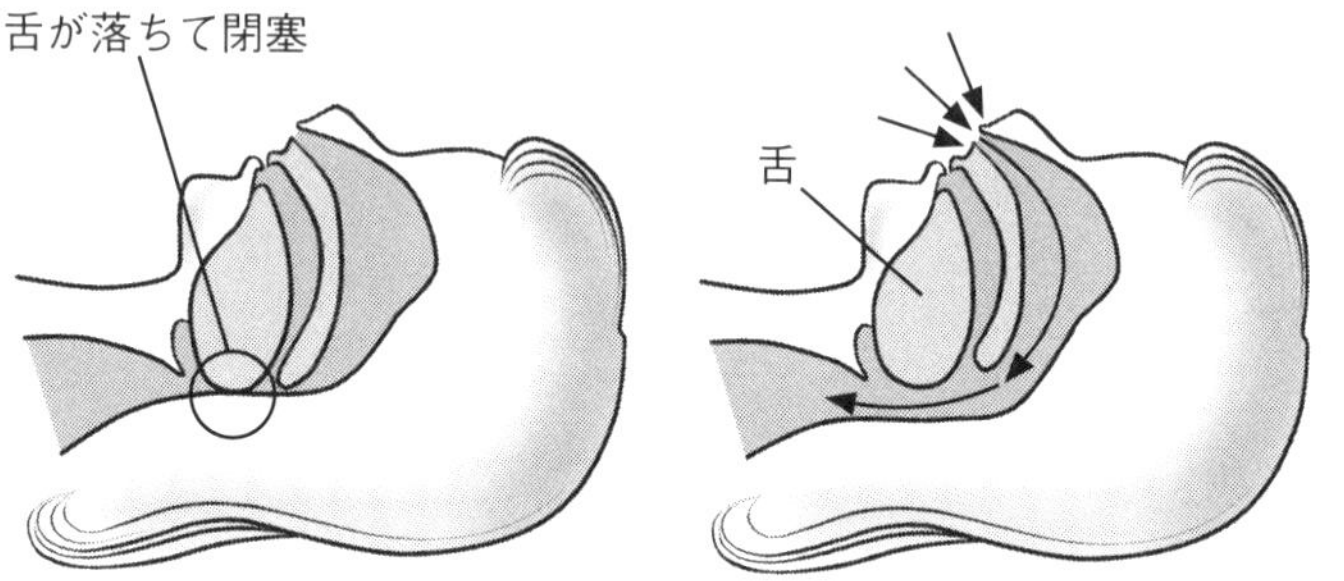

うのです。

私の友人でも、この病にかかっている人がいました。

先日、高校時代の悪友たちと泊りがけで栃木・日光にゴルフに行きました。歳はとっても性格はあまり変わりませんね。夜は大騒ぎしました。そして、寝るときに友人がマウスピースや毒ガスマスクのような機材を装着し始めて、私は驚きました。友人曰く「この重装備も慣れてしまうと気にならない」と言っていましたが、痛々しくも感じられました。それらを装着して寝ないと、睡眠中に何度も無呼吸状態になってしまうのだそうです。すると、起きた時に疲

れが残っていたり、日中の倦怠感や何度も眠気に襲われるなど、起きている間に体に悪影響が出てくるのだそうです
軽い症状であれば、いびき防止用のテープを口に縦に貼って寝ると、口が閉じられて鼻呼吸になり、呼吸を改善できます。また、抱き枕で横向きに寝ると、舌が後ろに落ち込まず、気道が広がって口呼吸になるのを防ぎ、呼吸も楽になります。

「口呼吸」の問題⑤ 老け顔になる

口呼吸によって、顔にたるみやシワができることもあります。

口を閉じるためには、口輪筋を中心にした顔面の筋肉（表情筋）を使います（詳しくは93ページ）。口呼吸によってこれらの筋肉が使われなくなると、表情にしまりがなくなってくるのです。

さらにこの状態が進むと、フェイスラインがたるんで二重顎《あご》になったり、ほうれい線が出てきたりと、老け顔になってしまうのです。

あなたは口呼吸していませんか？いますぐチェック！

ここまで読んでいただけたら、「たかが呼吸」と侮れないほど口呼吸が体にダメージを与えることがわかったと思います。ただし、呼吸は無意識のうちに行っているものなので、なかなか自分の呼吸がどうなっているのか自覚している人は少ないでしょう。

本章の冒頭でお伝えしたように、若い世代の「お口ポカン」が増えたなと思っていたところ、ある歯科系の調査によると、現在約半数の日本人が普段から口呼吸をしているという結果が出ていることを知りました。また同じ調査で、小学生に至っては約8割が口呼吸とも出ていたのです。こんなにも多くの方が無意識のうちに口呼吸なのかと……。

そこでここでは、口呼吸をしている人の特徴をいくつかピックアップしました。次のチェックリストの中から心当たりのある項目が3つ以上あれば、あなたも口呼吸をしている可能性があります。

□ 朝起きたら、口が渇いている
□ 鼻がつまりやすい
□ 唇が乾燥している
□ 喉が渇く
□ むし歯や歯周病にかかっている
□ 口臭が気になる
□ 歯並びが悪い
□ ほうれい線や口元のたるみが気になる
□ いびきをかいている
□ よく眠れない

□ 風邪をひきやすく、治りにくい

□ 疲れやすく、疲れが取れにくい

□ 集中力が続かない

□ イライラしがち

□ やせにくい

いかがでしょうか。口呼吸をしている可能性はありましたか?

呼吸の数は、1分間に15回くらい、1時間に約900回、1日に2万回以上、一生のうちの呼吸数は寿命にもよりますが、約6億から7億回と言われています。

もしあなたが口呼吸をしているなら、1日2万回の呼吸を繰り返す度に、少しずつ体が壊れていっているかもしれません。

若い世代以上に気をつけたい高齢者の口呼吸

ここまでは若者を中心に増えている口呼吸の問題を見てきました。

この呼吸の問題ですが、中高年の方々にも広がりつつあります。そして加齢による年齢的な体の面から、中高年の呼吸は、生命の維持に直結する問題となってくるのです。

超高齢社会を生きる私たちにとって気をつけなければいけない呼吸の問題。その筆頭が「肺炎」です。

超高齢社会の呼吸の問題① 肺炎

肺炎とは、肺の組織が細菌やウイルスなどの病原体に感染し、炎症を起こしてしまう病気です。
実は戦前の日本人の死因は、肺炎、胃腸炎、結核などの感染症が多かったのですが、抗菌薬の開発により感染症で命を落とす人はほとんどいなくなりました。

その後は長らく日本人の死因のトップ3は、1位がん、2位心臓病、3位が脳血管疾患の順番でした。そこに2011年、肺炎が、脳血管疾患を抑えて3位に入ったのです。

ただし、肺炎で亡くなるのはほとんどが65歳以上の高齢者です。
肺炎を起こす原因として最も多いのが「肺炎球菌」と呼ばれる病原微生物の感染ですが、初期症状が風邪とよく似ているため、気づかずに放置して重症化させてしまうのです。そうなると、体力の衰えた高齢者はなかなか回復しづらいのです。

厚生労働省による2017年の人口動態統計では、日本人の死因の3位に再び脳血管疾患、4位が老衰、肺炎は5位になっています。しかし、まだまだ油断はできません。

肺炎の原因の多くが感染症と伝えましたが、高齢者の肺炎の原因の中で近年増加しているのが、「誤嚥性肺炎《ごえんせいはいえん》」です。この「誤嚥」は、呼吸や呼吸する時の喉の気道の動きに大きく関係しています。

超高齢社会の呼吸の問題② 誤嚥性肺炎

「誤嚥」とは、本来、食道を通るべき食べ物や飲み物、唾液などが、誤って気道に入ってしまうことを言います。

私たちの喉は、入り口を過ぎると、食道と気道の2本の道に分かれます。分かれ道のところには喉頭蓋《こうとうがい》というフタがあり、食べ物などをゴクッと飲み込むときにその喉頭蓋が気道を塞いで、食べ物を食道に通します。この喉頭蓋が、老化などによりうまく気道を塞げなくなることがあり、気道の奥、つまり肺に食べ物が入ってしまって起きる肺炎が、誤嚥性肺炎なのです。

この誤嚥性肺炎については、一度肺炎にかかってしまうと、その後誤嚥性肺炎を引

誤嚥性肺炎とは

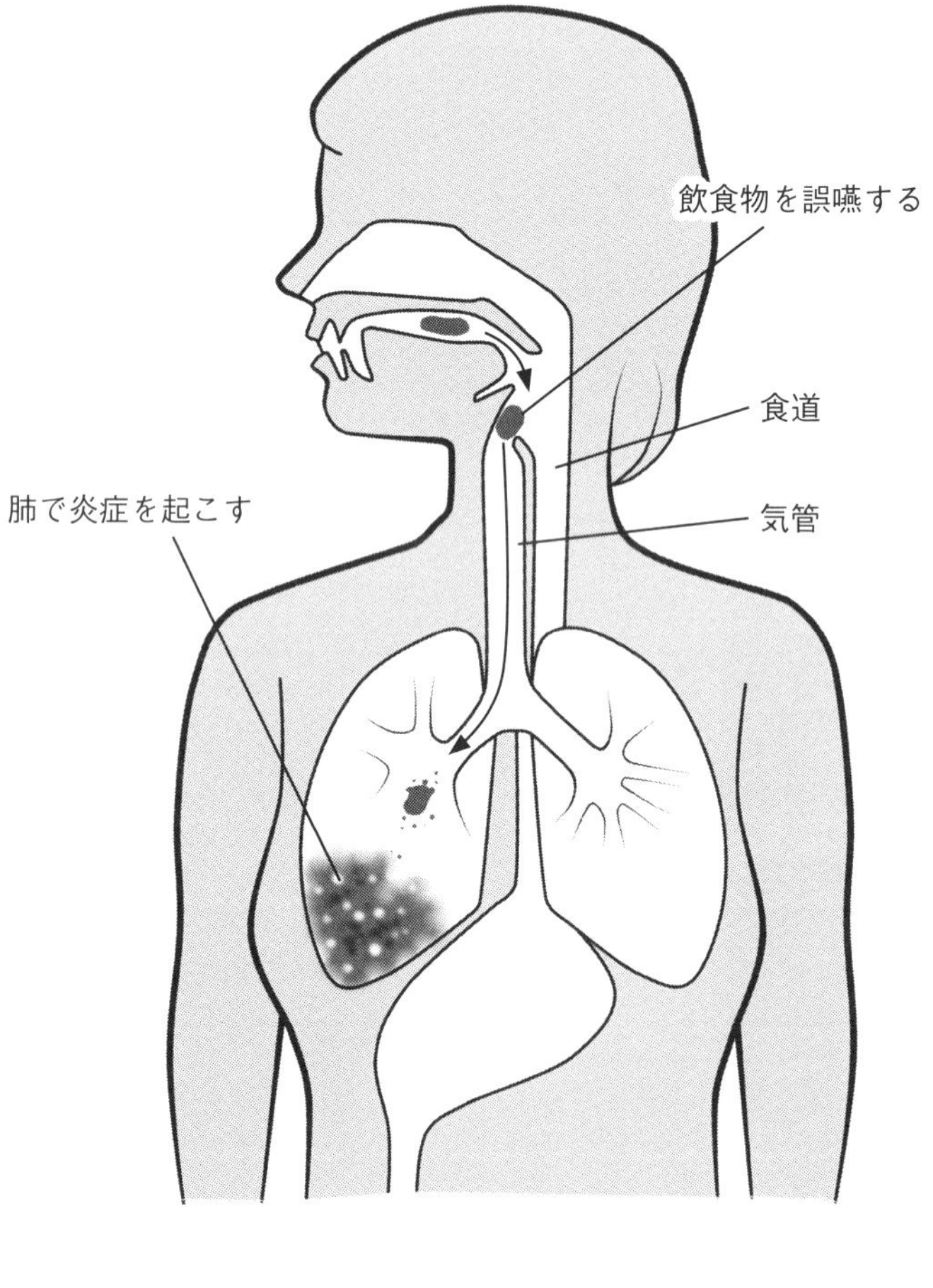
飲食物を誤嚥する
食道
気管
肺で炎症を起こす

き起こしやすくなるともいわれています。

実は、私の父は誤嚥性肺炎で亡くなりました。91歳でした。最後の最後まで自宅療養を続けていましたので十分その様子をみることができました。

この病気の特徴は、だんだんと無口になり、顔も無表情になっていくことです。喉の衰えの兆候は、表情筋（93ページ参照）の衰えに比例しているようです。一番の特徴は口角が下がっていくことです。口数が減っていき、感情を伝えることが面倒くさくなり、ますます口数が減って口の周りの筋肉を使わなくなっていくのです。コミュニケーションが減るので、表情筋も使わなくなり、無表情になっていきます。無表情になると年寄りの顔は怖い顔に見えてきます。

ここまで無表情になってから喉を鍛えようとしてももう手遅れです。さらに誤嚥しやすくなってしまいます。ですから、元気なときから口角を動かし、顔を動かし、笑顔をつくっていくなど表情筋を鍛えないといけないと実感しました。

超高齢社会の呼吸の問題③ 呼吸器系のがんとCOPD

日本人の死因として不動の1位ががんです。男性は3人に1人、女性は4人に1人ががんで亡くなっています。

そのがんも、呼吸の問題と深くかかわっていることをご存知でしょうか。死亡原因となりやすいがんの1位は、実は男女とも「気管」「気管支」「肺」で、呼吸器にできるがんなのです。

男性は2位以下に「胃」「肝臓」「結腸《けっちょう》」「膵臓《すいぞう》」と続き、女性は「結腸」「膵臓」「胃」「乳房」と続きます。

「COPD」は慢性閉塞性肺疾患（COPD：Chronic Obstructive Pulmonary Disease）という病気で、「慢性気管支炎」や「肺気腫」と呼ばれてきた病気の総称です。

タバコの煙などの有害物質を長期にわたって吸いこむことによる肺の病気で、生活習慣病の1つです。

厚生労働省の統計によると、COPDの死因の順位は男性で高く、2017年では

8位となっています。

呼吸器系のがんやＣＯＰＤを防ぐ第一歩として、空気や環境とともに、無意識に行っている普段の呼吸に注意を向けるべきなのです。

酸素だけでなく、二酸化炭素にも意味がある

さて、ここで一度呼吸のメカニズムをみておきましょう。

そもそも「呼吸」とはなんでしょうか。

この質問に大抵の人は、「生きていくために必要な酸素を体内に取り入れること」などと答えるのではないでしょうか。確かにその通りです。

私たちの全身には約37兆個もの細胞があります。その細胞が働くためにはエネル

ギーが必要です。そこで私たちは、食べ物から得た栄養素と、呼吸によって取り入れた酸素とを結びつけることによって体を動かすためのエネルギーをつくります。これを「エネルギー代謝」といいます。

つまり呼吸をすることは、生命維持に必要なエネルギーを生み出す活動なのです。

エネルギー代謝の際、副産物として体内に二酸化炭素と水ができます。二酸化炭素は、息を吐くことによって体外に排出していますね。このように書くと、二酸化炭素は人体に必要のないものと思われがちですが、そうではありません。体にとってとても大切なものなのです。

健康な体は中性に近い弱アルカリ性に保たれています。そして、体内に二酸化炭素が多すぎると体は酸性に傾き、少なすぎるとアルカリ性に傾きます。人体は、中性に近い弱アルカリ性に体を保つために、常に体内の二酸化炭素の適量をチェックし、それに応じて、実は呼吸で体内の二酸化炭素の量を調節しているのです。

体に二酸化炭素は必要であり、その適量を保つために呼吸が重要な働きをしているのです。

「呼吸筋」が呼吸をつくる

私たちが呼吸によって吸い込んだ空気は、肺に取り込まれます。

しかし、肺そのものは、自分の力で膨らんだり縮んだりすることができません。肺には、心臓の心筋のような自らを動かす筋肉はありません。肺は「胸郭《きょうかく》」という12本の骨の中に入っています。この胸郭が膨らんだり縮んだりすることで肺も膨らんだり縮んだりして空気を出し入れしているのです。

その胸郭を動かしているのが、「呼吸筋」と呼ばれるいくつかの筋肉です。

例えば肋骨と肋骨をつないでいるのが「肋間筋《ろっかんきん》」。また、落下傘のような形で肋間筋を下から蓋をするようについているのが「横隔膜《おうかくまく》」。この2つが代表的な呼吸筋で、そのほか大胸筋、腹筋、背筋、首の筋肉などを含め呼吸筋として分類される筋肉が、いくつもあります。

私たちが通常行っている自然呼吸は横隔膜が主導しています。一方、呼吸を意識的に深くするときは、呼吸筋が総動員されます。

「呼吸中枢」が呼吸をコントロールしている

私たちは普段、特に意識もせずに呼吸を繰り返しています。当然、肋間筋や横隔膜などの呼吸筋も無意識に働き、肺に空気を取り込んでいます。

例えば、全力疾走した後は呼吸が激しくなりますよね。運動した分のエネルギーを再生しなければいけないので、大量の酸素が必要になるからです。

一方、寝ているときは静かで穏やかな呼吸です。睡眠中は体が休息モードに入っているので、それほど酸素が必要ないためです。

無意識の呼吸でもこれだけ違っています。そんな呼吸をさせている呼吸筋の動きを人体はどこでコントロールしているのでしょう。

呼吸筋が適切に働くように指令を出しているのは、脳の「呼吸中枢」です。

呼吸中枢は、「エネルギー代謝に必要な酸素の量が十分にあるか」と「体内の二酸化炭素の量が適切か」をチェックしながら呼吸筋の動きを調節しているのです（詳しくは後述します）。

呼吸で自律神経のバランスを整える

私たちの体にある心臓などの循環器、肺などの呼吸器、胃や腸などの消化器といった内臓の活動は自動的に行われています。また各種のホルモンも、時間によってきちんと自動的に分泌されています。

こうした活動を調節しているのが「自律神経」です。

自律神経には「交感神経」と「副交感神経」の二系統があり、興奮しているときは交感神経、リラックスしているときは副交感神経が優位になっています。

交感神経が優位になれば心臓の鼓動は早くなり、血圧は上昇し、消化器の働きは抑制されます。逆に副交感神経が優位になれば、心臓の鼓動は緩やかになり、血圧は下がり、消化器の働きが活発になります。

朝目覚めて起きているときは交感神経、寝ているときは副交感神経が中心に働いています。

人体の活動は、この自律神経の「交感神経」と「副交感神経」のバランスによって保たれているといえます。このバランスがうまく保たれることによって健康を維持しているのです。このバランスが崩れると体の不調や病気を引き起こす原因にもなるのです。

呼吸は、この自律神経と深い関係にあります。

呼吸をすると首を通っている呼吸中枢が刺激され、その刺激が近くにある自律神経に伝わるのです。

息を吸うときは交感神経、吐くときは副交感神経が優位になります。あるいは、せわしなく呼吸しているときは交感神経、ゆっくりと呼吸しているときは副交感神経が優位になります。

ということは、意識的に制御できない自律神経を呼吸である程度コントロールできるというわけです。交感神経と副交感神経のスイッチを切り替えたりできるのです。

心や体がストレスでいっぱいのときは、交感神経が優位になっています。そんなとき自分の呼吸に注目してみてください。呼吸が「ハァハァハァ」と荒くなっていませんか？　これが俗に言う「息が上がった状態」です。そこで深呼吸などゆったりとした呼吸をすると、副交感神経に切り替わりリラックスすることができるのです。

呼吸を究めれば人生も極めることができる

「自ら」の「心」と書いて「息」と読むように、呼吸には精神状態を整える作用があります。「プレゼンなどの前で緊張していたとき、呼吸をゆっくりと繰り返したら落ち着いた」という経験は、多くの人にあるのではないかと思います。

このように呼吸は、ただ「空気を吸って吐く」というシンプルな行為でありながら、心身の健康を高めることがわかっているため、古くはヨガの呼吸法からはじまり瞑想や坐禅など、現在に至るまでさまざまな研究が続けられています。呼吸による健康法も数多くありますよね。

日本語には「息が合う」「息が長い」「息抜きをする」「息がつまる」「息をのむ」「息を殺す」「呼吸を掴む」「呼吸を合わせる」など、古くから呼吸に関する言葉がたくさんありました。

「呼吸を究《きわ》めれば人生も極めることができる」ということを、私たちの先輩はよく知っていたのではないでしょうか。

第2章では、一瞬にしてあなたの心と体の不調をラクにする「世界一簡単な呼吸法」についてご紹介します。

2章

「口角を上げるだけ」で鼻呼吸がしやすくなる！

呼吸を整えるには「顔を整える」のが近道

呼吸は、私たちが生きていくために欠かせない活動です。そして、心身ともに健康であるために「呼吸を整える」ことが必要なのです。

前述しましたが、呼吸をメインにした健康法はいくつもあります。先人たちもそのことを熟知していたのでしょう。かなり古くから、たくさんの呼吸法が研究され、編み出されてきました。

私も実際にいくつかの呼吸法を学び、試してみました。それぞれに素晴らしい点が確かにあると実感しました。

しかし私は、笑顔コンサルタントとして活動し、たくさんの受講生さんたちに笑顔の指導をしている中で、1つの真実を見出したのです。

それは「笑顔」＝「口角を上げる」だけで鼻呼吸しやすくなるということです。鼻呼吸の重要性については前章でお伝えしました。その鼻呼吸をとてもしやすくする方法が「笑顔」＝「口角を上げる」ことに気づいたのです。

呼吸法や呼吸を整えることについていえば、横隔膜などの主に呼吸筋と呼ばれる筋肉に注目が集まり、顔（表情）との関係についてはこれまでほとんどノーマークでした。

実は、「呼吸を整えるには顔を整える」のが一番の近道なのです。

世界一簡単な鼻呼吸法＝「笑顔呼吸」をやってみよう！

口角を上げる呼吸法を、私は「笑顔呼吸」と呼んでいます。

たくさんある呼吸法の中でも、世界一簡単に鼻呼吸がしやすくなる呼吸法です。これから順を追って「笑顔呼吸」の方法を紹介していきます。本を読みながらでもできるので、今すぐやってみて、その効果を実感してください。

①椅子に座り、肩の力を抜いてリラックス。坐骨《ざこつ》に体重をかけて背筋を伸ばす

背もたれにもたれると姿勢が崩れるので、浅めに腰かけましょう。おへそを軽く前に出すようにして骨盤を立たせます。

②①の姿勢を意識しながら軽く目を閉じ、呼吸に意識を集中する。少し口角を上げて穏やかな微笑み顔(この本では「和み笑顔」とします)をつくる

私がこれまで30年にわたり笑顔を指導する際に伝えている「和み笑顔」をここでつくります。

和み笑顔について

元気に「ハイッ」と言い、その「イ」の口の形のまま唇をそっと閉じてみてください。歯は見せないでくださいね。このとき仏様のように柔和な笑顔、〝アルカイック・スマイル〟になっていませんか? それが「和み笑顔」です。

笑顔呼吸をしている間は、和み笑顔をずっとキープしてください。

③ゆっくりと5つ数えながら、鼻から息を吸い、軽く止める。

和み笑顔で、3秒くらいかけて鼻から息を吸います。鼻呼吸を意識して、ゆっくり大きく吸います。息が鼻の奥の鼻腔《びくう》を広げ、鼻の中の鼻腔を冷やすイメージをします。口角が上がっていると、それに導かれて鼻腔と喉の気管も広がります。呼吸筋が動き肺を大きく広げ、横隔膜が呼吸と連動することで、脳内に幸せホルモンのセロトニンが分泌されます。息を止めるのはだいたい1~2秒ほど。無理のない自分のリズムで止めましょう。

③

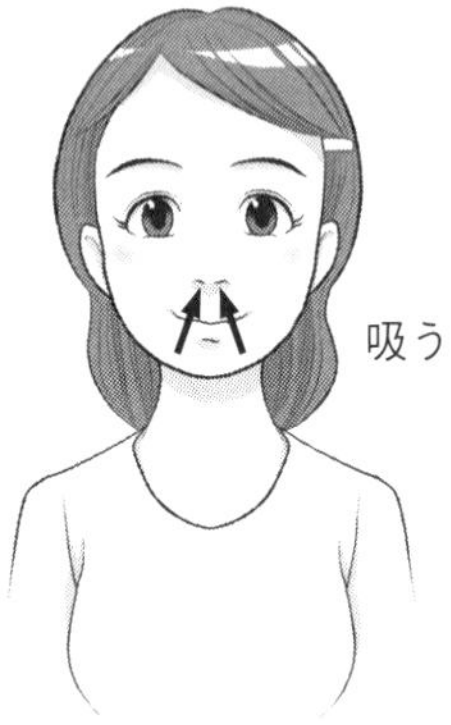

④

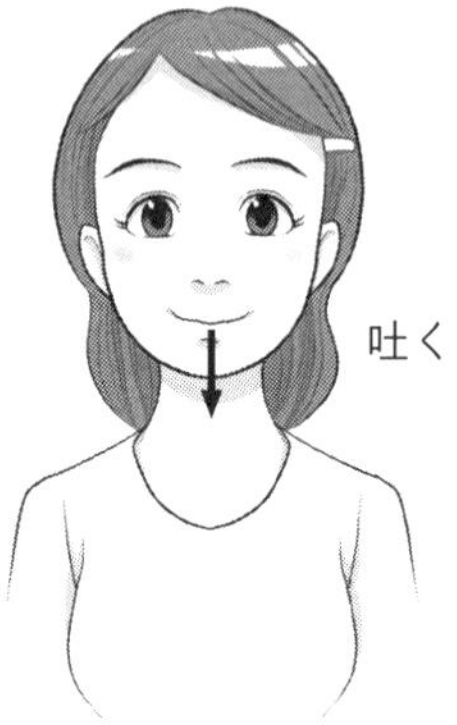

④ゆっくりと10数えながら、口角を上げた状態で口から息を吐く

口角を上げたまま、唇を上下にほんの少し開いて口からゆっくりフーッと息を吐いていきましょう。10秒から15秒くらいゆっくりゆっくり息を吐くことで腹式呼吸になり、吐き切ることでおへそ（腸）に向かって腹圧をかけていきます。ゆっくり自分のリズムで吐き切りましょう。ここで和み笑顔の口角を維持することを忘れないでください。腹圧がかかると、横隔膜が肺を引き上げます。血流が活発になり酸素が全身に広がります。腹圧をかけた吐く息はエネルギーを使いますので、ダイエット効果も期

待できそうです。慣れてきたら、さらにゆっくりと呼吸を吐き切りながら息に神経を集中していきます。おへそから腸を意識して、体全体を一体化していきます。

⑤①～④を3分～5分 繰り返す。

初めは1分続けるのも大変だと思いますが、すぐに慣れます。笑顔呼吸をしているとき、お腹に手を添えてみましょう。息を吸いながら手が持ち上がり、息を吐きながら手が沈んでいく感覚があればOKです。最初はできれば5分ほど笑顔呼吸をやってみましょう。

笑顔呼吸の基本をお伝えしましたが、本来は、いつでもどこでも、何かをしながらでもできる簡単な呼吸法です。和み笑顔が自然にできるようになれば①②はカットし、③からはじめましょう。口角を上げて鼻から息を吸い、そのまま口から息を吐くだけです。歩きながら、運転しながら、一回やるだけでも体や心に効果があります。坐禅やヨガ、太極拳のように場所や環境を選びません。いつでもどこでもできます。

30秒もあれば、笑顔呼吸が簡単にできます。

口角を上げる＝和み笑顔になることは瞬時にできます。笑顔呼吸は、血流が良くなり脳を冷まし、肺の動き（横隔膜）と連動、さらに免疫を高める腸の動きとも連動します。日ごろ続けていれば、脳腸相関を高め健康効果が増進します。

口角を上げたときの体の変化のポイントが5つあります。おさえておきましょう。①鼻の変化↓鼻の穴が開く。②口の変化↓舌の位置が口の中で上に（後述します）。③声の変化↓明るい笑声になる（後述します）。④喉の変化↓気管が開く。⑤顔の変化↓穏やかな表情になる。以上の5つが笑顔呼吸時に体の変化として感じられるはずです。

舌の位置に気をつけよう

笑顔呼吸を行う際は、もう1つポイントがあります。

それは、息を吸う時の「舌の位置」です。

あなたの舌の先は、いま口の中のどこにありますか？　ちょっと意識してみてください。

a　舌の先が下の前歯に触れている
b　舌の先が上の前歯と舌の前歯の中間、もしくは上の前歯に触れている
c　舌の先が上の前歯にはぎりぎりつかずに、上顎《うわあご》の凹みに触れている

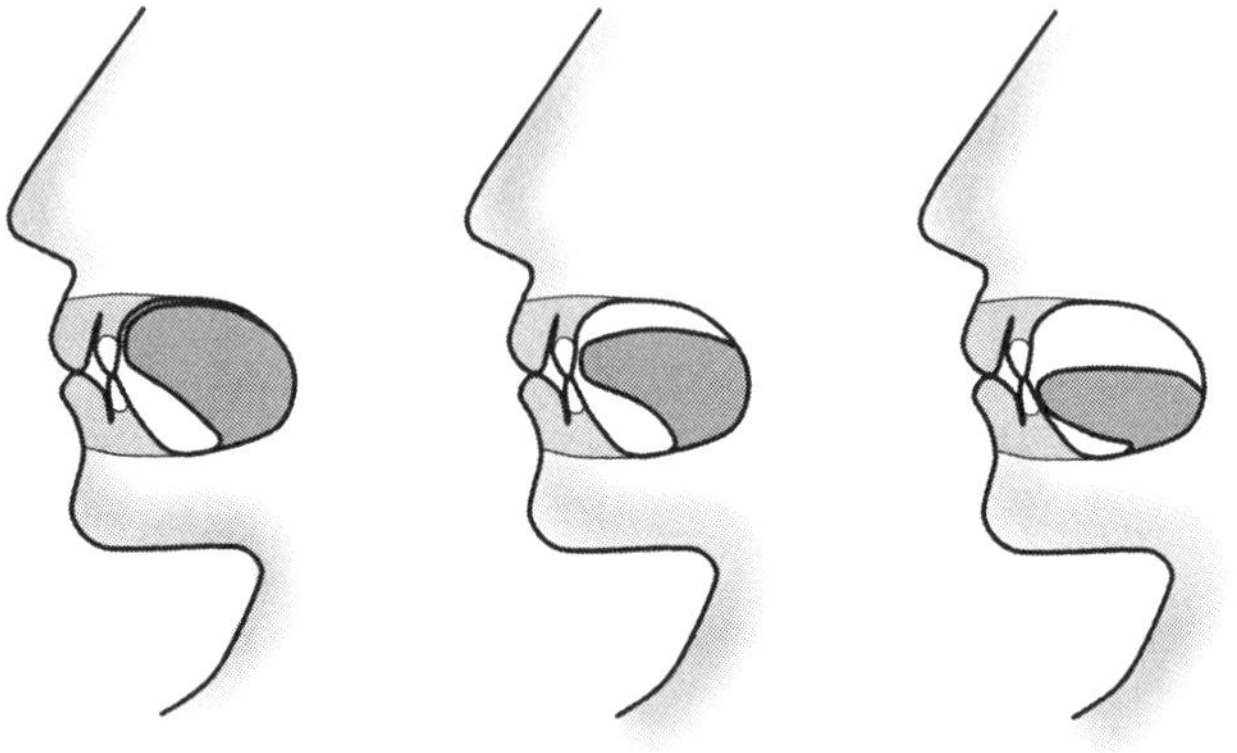

ａだった場合は、舌の筋力が全体的に衰えて落ちてきている状態（低舌位）です。口呼吸に慣れていると低舌位になりやすいといわれています。ｂだった場合は、舌の筋肉が弱ってきているので要注意。ｃだった場合は、舌の位置は正常です。鼻呼吸ができています。

笑顔呼吸で息を吸うときには、舌をｃの位置に置くように意識してください。もし、普段舌の位置が低い場合は、この舌の位置を意識して笑顔呼吸をすると、舌の筋肉のトレーニングにもなります。

あまり知られていないかもしれませんが、普段から舌を動かし、舌の筋肉を使うことは健康にとって大切なのです。

ただ、日本人は諸外国の人たちと比べると、舌をあまり動かさない民族といわれています。理由はいくつかあるのですが、1つ目は言葉（日本語）が原因です。日本語の母音は「あ、い、う、え、お」の5つですが、例えば英語は母音が16個で、細かく数えると26個もあるそうです。英語を習い始めたとき、口の形、舌の位置、唇の動き、口や喉の振動や響きなど、日本語の発音との違いを教わったと思います。つまり、英語のほうが舌や唇、喉を大きく動かして発声するのです。日本語はそこまで舌などを大きく動かさないのです。

2つ目の理由として、日本の文化があります。食文化は草食系で、肉食と比べあまり咀嚼《そしゃく》しません。また、生活文化は、感情を出すことを良しとせず、忍耐や人の気持ちを察することを美徳とします。表情の変化や口、舌をあまり動かさないという日本人的な振る舞いとなり、結果、表情筋をそれほど動かすことなく、口や舌もあまり動かさないようになったということです。

舌も筋肉ですから、歳をとったり使わなくなったりすると、衰えてしまいます。先ほども述べた日本語が、他の言語と違って、舌を使ったり、喉を共鳴させたりといったことがない言葉であるため、どうしても日本人は舌の筋肉が衰えやすいのです。

舌の筋肉が衰えて下に落ちていると気道を塞いでしまいます。すると、さまざまなトラブルが起こるわけですが、その1つが睡眠中のいびきです。さらに悪化すると睡眠中に呼吸が止まる「睡眠時無呼吸症候群」のリスクが上がります（25ページ参照）。また、誤嚥性肺炎（33ページ参照）とのかかわりも指摘されています。

簡単に舌が上がる「モンキー体操」

舌を鍛えるメソッドとして、私が考案した「モンキー体操」があります。実は、私の孫娘はどちらかというと口の形が受け口で舌が下がっているのですが、そんな孫娘と遊びながらやっている体操です。名前は孫と一緒に付けました。その姿がお猿さんにそっくりなのだそうです。この体操、一瞬で舌の位置を引き上げ、鼻呼吸にもなりやすくなります。とても簡単で10回やるだけで、効果は絶大、後で口を閉じると舌の

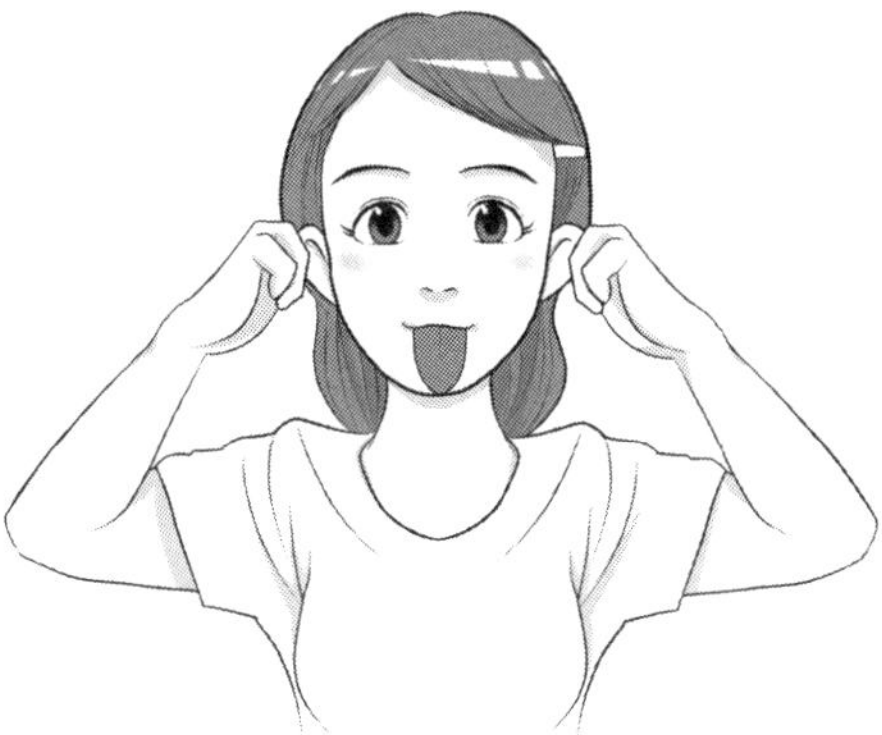

位置が上がっています。

耳を優しく引っ張りながら、一緒に舌を思い切り前に出すこと10回。たったそれだけで、顔の血流も良くなり、リラックス効果もあります。耳を引っ張ると、舌を出すだけより血流や表情筋へのストレッチ効果が高まるのです。

物理学者のアインシュタインが舌を出している写真は有名ですよね。私は、天才アインシュタインは緊張した時に舌を出すと、血流が良くなって脳を冷まし、リラックス効果があることを知っていたのだと直感しました。アインシュタインの舌出しは、恥ずかしがった仕草や「あっかんベー」ではなく、脳を喜ばす彼のリラックス法だと思います。

笑顔呼吸のメリット

実際に笑顔呼吸をやってみていかがだったでしょうか。ここで、そのメリットについて細かく触れていこうと思います。

メリット① 自然と「鼻呼吸」しやすい鼻の形になる

鼻の穴が一番大きくなるのは、どんなときだと思いますか？

実は笑っているときです。私はそのことを発見したとき、本当に心がときめきました。

心から大笑いしているときの顔は、だれでも鼻孔が開いています。笑顔になって頬の筋肉が盛り上がると、それにつられて鼻の穴も横に広がるんですね。そのとき、鼻孔から空気を取り込みやすくなっています。

ただ、そんなに大笑いしなくても鼻孔の形は変わります。

鏡の前で「和み笑顔」になってみてください。鼻孔が横に広がりませんか?

これだけでだいぶ空気を吸いやすく、自然と鼻呼吸しやすくなります。

一日で2万回、一生で6億から7億回もする呼吸という行為です。それが、口呼吸から鼻呼吸に変わると、その後の人生を変えるくらい体に大きなインパクトを与えるのです。

各界で活躍している人たちは、大きな鼻の方が多い印象があります。

演歌界のレジェンド・北島三郎さんはとても立派なお鼻の持ち主ですよね! またスポーツ選手もしっかりとした鼻の方が多いと思います。

私は、人間の鼻の大きさは、その人の活力を表すバロメーターではないかと常々考えています。

メリット② 免疫力がアップする

笑顔呼吸によって鼻呼吸に変わったときに得られる最大のメリットは、免疫力が高まることです。

鼻呼吸は、次の3つの効果でインフルエンザなどの感染症をブロックします。

1）温風効果

鼻呼吸は口呼吸と比べて空気の通り道が狭く、体内に取り入れられた空気はゆっくりと温められて35～37℃ほどになり、肺に届けられます。

2）加湿効果

鼻水は1日約1リットルも分泌されているといわれています。その7割が鼻を通る空気を加湿することに利用されています。鼻水を取り込んだ空気で湿り気を与えることで、体内に入る空気の湿度は90％以上に高められます。

3）空気清浄効果

鼻は空気をきれいにする役割を持っています。ホコリが体内に侵入するのを防ぐのが鼻毛、鼻粘膜に生えている微細な繊毛《せんもう》と粘液層が細菌やウイルスを捕獲します。つまり、鼻から入った空気は、多くの異物が除去された、空気清浄機から放出された空気のような状態になって気管支や肺に直接取り込まれるのです。

ところで、なぜ鼻の穴が2つあるのかご存知でしょうか。

それは、2つあるほうが表面積が増え、より多くの空気中の異物を粘膜に付着させることができるためと考えられています。

メリット③　自然とリラックスができる

呼吸法の多くに共通している点は、吐く息に重点が置かれていることです。その理由は、息を吐く行為が自律神経の副交感神経を刺激し、気持ちをリラックスさせる狙いがあるからです。

吐く息を長くするとリラックス効果が増すことは科学的に証明されています。ストレスの多い生活では、交感神経が興奮することが多いので、逆に副交感神経を刺激することによって、心と体のバランスがとりやすくなるというわけです。

笑顔呼吸も、ゆっくりとしたリズムで深い呼吸を繰り返します。ですから、怒っていたり、心配事があったり、緊張していたりしても、笑顔呼吸でフーッと長く息を吐くだけで気持ちが落ち着いていきます。

さらに、穏やかな微笑み顔の「和み笑顔」は、見る人の心を癒してくれます。

鼻呼吸を含め呼吸法をうまく行うことで、人間の自然治癒力を高めることもできるのです。そのポイントは「吐く息を長く」です。

呼吸の数と寿命には関係があるといわれています。鶴は千年、亀は万年といわれるくらい長寿の動物は、呼吸が長いそうです。長生きとは「長い息」に通じます。心身の健康づくりはゆっくりと長く吐く息が基本です。

メリット④ 美肌効果、冷え症や肩こりが改善する

たくさんの仕事を抱えていたり、難しい人間関係に囲まれていたりと、私たちの日々には何かとストレスがあります。ストレスが蓄積すると交感神経にスイッチが入りっぱなしになり、自律神経のバランスが崩れ、各種のホルモン分泌のバランスも乱れてしまいます。

笑顔呼吸で深い呼吸を習慣にすると、ストレス時の交感神経優位から副交感神経優位にスイッチが切り替わり、自律神経のバランスが整っていきます。するとホルモンもバランスよく分泌されるようになり、例えば肌の新陳代謝が改善され、美肌効果が期待できるのです。

また、ゆっくりと笑顔呼吸を繰り返すことで副交感神経が優位になり、手足など末梢の毛細血管の血流が促進されて冷え症や肩こりの改善も期待できます。

さらに、血流が良くなると疲労物質の排出が進み、疲労回復も促されるのです。

メリット⑤　脳を活性する

脳は全身の中でもっとも酸素の消費が多い臓器です。成人の脳でもたった1400グラムほどですが、酸素の消費量は体全体の25％にも及ぶと言われています。

笑顔呼吸によって口呼吸から鼻呼吸ができるようになると、脳へ供給される酸素量も増え、集中力アップも期待できるのです。

また、鼻呼吸には脳の温度を下げる役割もあります。

脳は「熱に弱い」臓器、人間の最大の弱点です。脳の温度が40・5度を超えると機能障害を起こしてしまうと言われています。熱中症の死亡率が増えています。

その脳の温度を冷ますのに、鼻呼吸が一役買っているという研究報告があります。

笑顔呼吸の鼻から吸った空気は、脳のすぐ側の鼻腔を通ります。鼻腔に空気を通すと、脳の温度を下げるラジエーター効果があります。脳の血流も良くなり、その血流でさらに温度が下がる効果があるそうです。

メリット⑥ 誤嚥性肺炎の予防になる

1章の33ページで誤嚥性肺炎のリスクを説明しました。

食道と気道の2本道の分かれ目にある喉頭蓋という蓋《ふた》は、実は舌と連携して動きます。

舌の位置が本来の位置にあれば喉頭蓋がしっかりと閉じ、食べ物は気管に入らずに食道に送り込まれます。しかし、舌の位置が下がっているとフタが閉じず、食べ物が入ってきたときに気管に落ち、途中で気管を塞いでしまうことがあるのです。これが誤嚥性肺炎を引き起こす原因と言われているのです。

笑顔呼吸を習慣化したり、口角を上げて表情筋を動かしていくと、舌のトレーニングにもなり、誤嚥性肺炎の予防につながります。前述したとおり私は、父を誤嚥性肺炎で亡くして以来、表情筋と舌の筋肉や喉との関係を調べています。

舌の筋肉を鍛えることの重要性はすでに伝えましたが、それに関連して、私が行っている笑顔研修の中で「笑声づくり」というレッスンがあります。これは、口角を上げて（和み笑顔で）声を出すというレッスンです。

例えば、電話での応対が多い仕事では、直接お客様と顔を会わせずに声だけで対応しますよね。そんな仕事で相手の感じがいいかどうかをお客様が判断する時、声の感じで判断します。このとき口角を上げるだけ（和み笑顔）で声を出すと簡単に明るい声になります。笑顔で電話をすると、声でもその笑顔が伝わるのです。この笑声づくりが、後で誤嚥性肺炎の予防になるとわかりました。

笑声について、ボイストレーニングの先生にも確認しました。ボイストレーニングでは、口の奥や喉などの「共鳴腔」をうまく使って声を響かせることが大事だと教えていただきました。この共鳴腔とは、咽頭腔（声帯の上）、口腔（口の中）、鼻腔（鼻の中）の三カ所です。

「口角を上げると明るい声になるのはどうしてでしょうか？」と先生に質問すると、「口角を上げると共鳴腔《きょうめいくう》が大きく開き、明るい声に響きます」と答えていただきました。

口角が上がると気道も広がります。気道が開くと喉仏が上がります。

口角を上げて「イー」と声を出してみましょう。このとき喉仏に手を添えて、口角を上げ下げすると、喉仏が上がったり下がったり、声帯が伸びたり縮んだりを実感できます。ゴックンと飲み込む喉の筋肉にも直結しています。表情筋を動かし、顔が柔らかくなると気道まで柔らかくなるのです。

口角を上げて表情筋を動かすと呼吸器の筋肉とも連動し、声帯も伸びて明るい声になるというメカニズムです。

ですから、元気なうちから口角を上げ、表情筋をストレッチし、和み笑顔で声を出す「笑声づくり」や「笑顔呼吸」を行っていると、喉の筋肉も鍛えられ誤嚥性肺炎の予防につながるのです。

先日、エッセイストの阿川佐和子さんが司会のテレビ番組に歌手の森山良子さんがゲスト出演され、声の話で盛り上がっていました。

阿川さんの悩みは、年を重ねる毎にだんだん声のトーンが低くなっていることだそうです。しかし、森山さんはその逆で、昔の声よりもだんだんと明るい声になってきているそうなのです。その事実が映像としてテレビで流され、私も驚きました。

続けて森山さんいわく、小さい時から学んでいるボイストレーニングの成果だと話されていたのですが、たぶん表情筋も鍛えているのでしょう、森山さんは口角がしっかり上がった笑顔が印象的でした。また、テレビで見た感じでは、笑顔呼吸もしていたと思います。

疲れたな、不調だなと思ったらすぐに笑顔呼吸を

笑顔呼吸のメリットを紹介してきましたが、日常生活において、疲れやすい、ダルい、集中しにくい、イライラする、体が冷えるといった不調を感じている方は、すぐに笑顔呼吸をしてみてください。

クリーンな空気を鼻から取り入れ、酸素を体の隅々に届けると、プチ不調くらいであればすぐに改善していくこともあります。

たくさんある呼吸法のベースとして顔を整える「笑顔呼吸」を使っていただければ、さらに効果が増すのではないかと考えています。

呼吸筋と表情筋は同じ!?

本章の始めに「呼吸を整えるには顔を整えるのが一番」とお伝えしました。呼吸と顔は切っても切れない深い関係があるのです。

私が呼吸と顔の関係について考え始めたのは、筋肉の種類が同じであることに気がついたことがきっかけでした。それは、肺の周囲の呼吸筋も顔面の筋肉（表情筋）も、「半分が随意筋、半分が不随意筋」という共通した特徴を持っているということです。

「随意筋」とは、簡単に言うと「思い通りに動かせる筋肉」で、「不随意筋」とは「思い通りにならない筋肉、無意識に動いている筋肉」です。

例えば、心臓の筋肉は不随意筋です。「心臓よ、止まれ！」といくら強く念じても
それで止まることはありません。
では、脚の筋肉はどうでしょう。「動かすのをやめよう」と思えば、歩いたり走っ
たりするのをやめることができます。随意筋だからです。

一方、呼吸筋は、

・私たちは息を止めることは自由にできる（随意筋）
・しかし、そのまま息を止め続けることはできない（不随意筋）

という具合に随意筋と不随意筋で構成されていることがわかります。
表情筋もまた、随意筋と不随意筋で構成されています。
私たちは「営業スマイル」というつくり笑顔もできますし（随意筋）、赤ちゃんと
目が合って思わず微笑んでしまうなど感情が無意識に表情に現れる（不随意筋）こと
もあるからです。

私たちの顔は魚の「エラ」だった!?

なぜ呼吸筋と表情筋には共通性があるのでしょうか。
それは、私たち人間の進化の過程と関係があるようです。

私たちの祖先は海の中で誕生し、やがて魚類、両生類、爬虫類、鳥類、哺乳類へと進化していきました。そして猿、原始的な人間を経て現代人へと進化してきたわけです。

もともと鰓《えら》呼吸だった魚類など海の生物は、進化の過程で陸に上がると呼吸器官を鰓から肺に変えます。その鰓の名残が、なんと私たちの顔面にある筋肉、表情筋といわれています。

皮膚を動かしてさまざまな表情をつくり、感情を伝える表情筋は、もともとは、魚の鰓孔《えらあな》を開け閉めするための筋肉だったというのです。

単なる開口部だったものが、顎《あご》の骨が発達するにつれて食物をとらえる口になり、食べ物を噛むための咀嚼筋、のみ込むための嚥下筋《えんげきん》、食物を上手に噛むための舌という具合に変化し、やがて複雑な表情をつくる表情筋へと進化していったのです。

この表情筋のおかげで人間は、食べ物をこぼさず細かく砕いたり、さらに唾液と混ぜたりすることができ、母親の乳も吸えるようになりました。そして、感情を顔で伝えられる、表現できる、またその変化を見て感情を判断できるというコミュニケーションもやりあえるようになったのです。

表情筋以外にも、表情を支配する神経や顔、目、鼻、耳、口などの感覚器官も同じように鰓からできてきたようです。つまり、「顔面＝鰓」と考えてもよいくらいのです。

ですから、「顔を整えれば呼吸が整う」なのです。

顔を整えれば呼吸が整う

日本ではいまだに「仕事だから笑顔をつくりなさい」「１００点満点の笑顔はこれですよ」と指導されたり、教えられたりすることがあります。海外ではこんなことは考えられないことなのですが、日本では、ある意味、感情までもマニュアル化しようとします。

笑顔は人と比較してできるものではなく、生まれたときからオンリーワンです。頑張ってできないものが笑顔であり、また、環境さえ整えば自然に誰でもできてしまうものでもあるのです。

赤ちゃんや子供の笑顔は見る人を癒してくれます。大人になると、いい笑顔を作ろうとするあまり、表情筋が固まり、顔がこわばったりします。

表情筋は脳の指令下にあり、自律神経の影響で心のバランスを整え、喜怒哀楽の表情を生みます。顔の動きは脳からの指令で体全体の筋肉にも連動しています。

その脳や自律神経をコントロールできるのが、ゆっくりとした笑顔呼吸です。ゆっくりとした呼吸だけで、ストレスに敏感に反応する脳内の感情の中枢である扁桃体を落ち着かせます。そして扁桃体から呼吸を司る呼吸中枢に指令がいくのです。ゆっくり呼吸で、呼吸数がダウンし、心拍数のダウン、血圧値もダウン、副交感神経が優位に変化しリラックス効果が生まれるわけです。

さらに、顔を整えるとリラックス効果は増します。顔は脳を包み込む器と言えます。脳と一番大きく接触して包み込んでいます。顔にある表情筋は脳のすぐ側で常に連動しています。遠くの手や足を動かすより、顔を動かし喜怒哀楽の表情をつくるほうが、脳にダイレクトに影響を与えるのです。

赤ちゃんは、生まれながらに脳をコントロールする方法を身につけているようです。おっぱいを吸いながら鼻呼吸、全身が真っ赤になって大泣きする、腹式呼吸で全身に血流が流れ酸素を供給し、表情筋が活発に動けば脳の温度が下がります。泣いた後は和み笑顔になります。これは脳が喜んでいる姿だと思います。笑顔は顔の一部ですが、脳からすれば大きな動き、表情筋を動かせば脳へのいい刺激になり、自律神経のバランスを整えることに直結するのです。

顔を整えれば、表情筋、脳、呼吸、肺、横隔膜、内臓、腸まで繋がっていくということです。

そんな繋がりを感じ、笑顔呼吸をやっていきましょう。口角を上げる一瞬の動きが、健康へのスイッチとなるのです。

3章では呼吸の達人になるための表情筋をトレーニングする方法をお伝えします。

3章

笑顔呼吸がしやすくなる！
表情筋トレーニング

和み笑顔をつくる「わりばしストレッチ」

口呼吸になりやすい人の共通点として、顎も含んだ口周りに締まりがなく、表情筋がゆるいことがあげられます。そのため、口を閉じ続けることや口角を上げること（和み笑顔）がキープしづらいようです。

そこでこの章では、まず、口角を持ち上げる大きな表情筋の大頬骨筋《だいきょうこつきん》をストレッチし、和み笑顔をつくりやすくする「わりばしストレッチ」を紹介します。魅力的な笑顔づくりにも役立ち、対人関係において、あなたの良い印象を相手に与えることができるようにもなるでしょう。

わりばしストレッチは私のオリジナルメソッドです。そのヒントは、私が学生時代に観たオードリー・ヘプバーンの白黒映画でした。残念ながらタイトルは忘れてしまったのですが、仮面舞踏会に出かける前に、目元を隠して変身した彼女が、ポストカードを口にくわえて、大きな鏡の前で口角をキュッとあげて笑顔をつくるシーンがありました。それを観たときに「笑顔って練習するものなんだ……」と驚き、笑顔が「技術」でできることを発見したのです。

その後、笑顔コンサルタントとして独立し、東京・芝白金のホテルでの笑顔研修を依頼されました。そのとき、会場に山積みされた宴会用の割り箸を顔の体操で使ったのが始まりです。わりばしストレッチは、偶然の出来事から生まれました。

私がこれまで考案してきた表情筋トレーニングの中でも、特に即効性があり、効果を実感していただいているメソッドが、わりばしストレッチです。名前の通り、割り箸を使います（割らない状態の割り箸です）。見た目が面白いトレーニングということで、テレビでもたくさん取り上げられ、多くのマスコミで紹介されました（「わりばしストレッチ」は、（株）笑顔アメニティ研究所の商標登録商品です）。

①

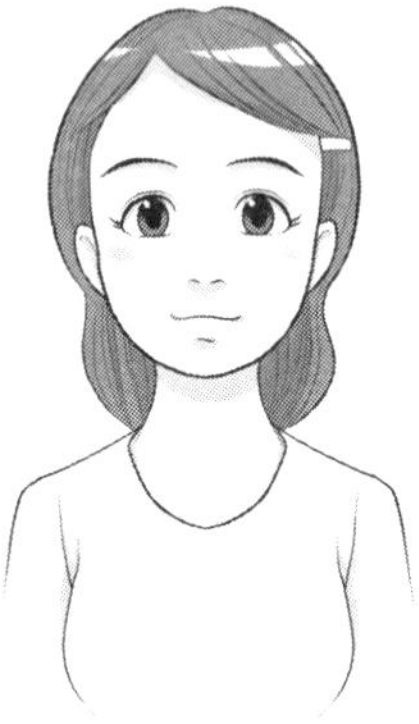

②

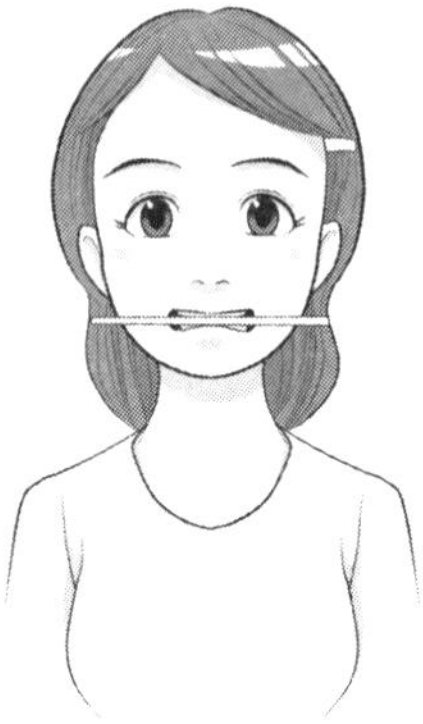

口元の笑顔の形をつくる

①鏡に自分の自然な顔を映してみる

まずは、鏡で自分の顔と口元を確認します。チェック1）口角は上がっていますか、下がっていますか？　チェック2）自然な顔は、和み笑顔ですか？

②割り箸を横にくわえる

上下の前歯2本ずつで割り箸をくわえ噛みます。チェック1）くわえたときの口角が、割り箸の線よりも上がっていますか？下がっている人は、笑顔になりにくいので、意識して歯を出す。チェック2）噛み合わ

③

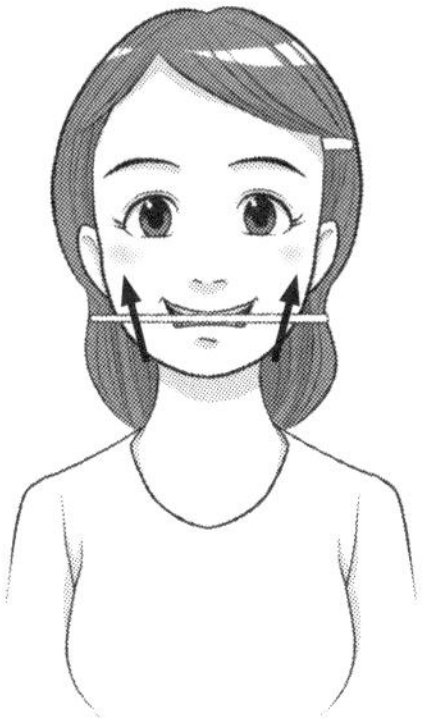

④

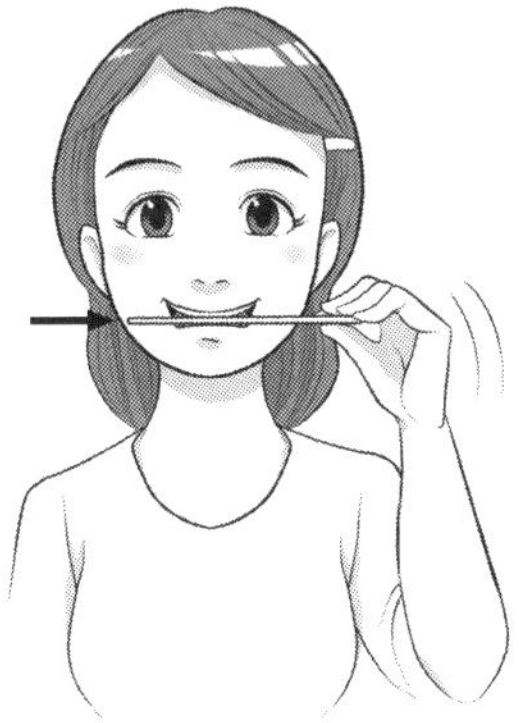

せや口角の左右のバランスなど、自分のクセを知る。

③口角を上げる

割り箸をくわえたまま、口角をこれ以上あがらない位置まで持ち上げます。そのまま、30秒間キープします。チェック1）口角が割り箸の上に出ていますか？　チェック2）左右のバランスはとれていますか？

④割り箸をそっと抜く

③の状態のまま、割り箸を抜きます。このときの口元が笑顔の基本形です。しっかり覚えて、いつでも意識してできるように

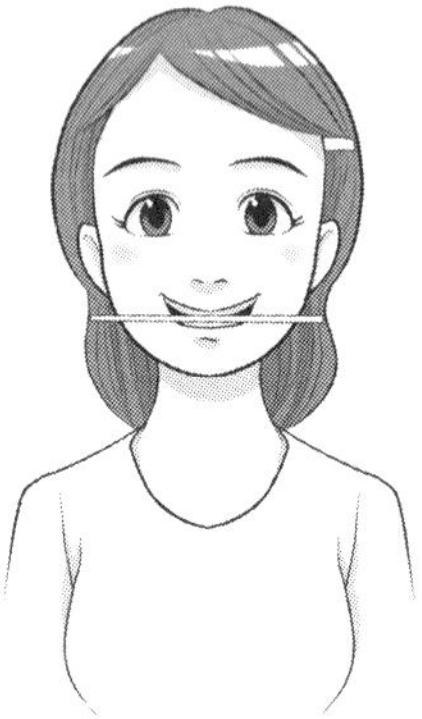
①

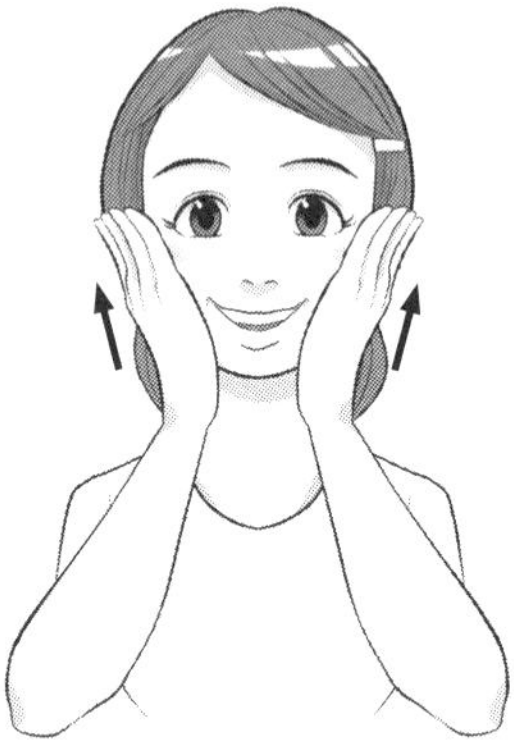
②

しましょう。チェック1）このときの上の歯は、何本見えますか？　合格ラインは10本です。チェック2）割り箸だと開きすぎる人は、割り箸を割って一本にするか、あるいはストローやハガキなどに変えてもいいです。

大頬骨筋を鍛える

①もう一度、割り箸をくわえる。

割り箸を軽く噛んだまま30秒間、「イ、イ、イ、イ、イ……」と「イ」を言い続け、口角を意識して上げ続けます。表情筋が固まって口角が上がりにくい人は、割り箸を噛んだ状態で手を添えて上げます。キツいですがゆっくりストレッチしましょう。

②手を添えて口角を上げる

割り箸を抜いて、もう一度笑顔の基本形を鏡で確認します。両手の手のひらを左右の頬に添えて、下から上に、優しく持ち上げながら、口角を上げます。「イチ、ニイ、スリー、シー（1、2、3、4のこと）」と声を出して、語尾の「イ」の発声のときに、口角をしっかり上げながら、30秒間繰り返します。チェック1）さきほどの④の基本形、上の歯が10本見えるまで口角は上がっていますか？　チェック2）さらに、表情筋の固い人は、割り箸をかんだまま両手を添えて口角を上げてください。割り箸を噛む咬筋と口角を上げる大頬骨筋の合わせ技は、ストレッチ効果が倍増します。仕上げで和み笑顔をつくります。

①

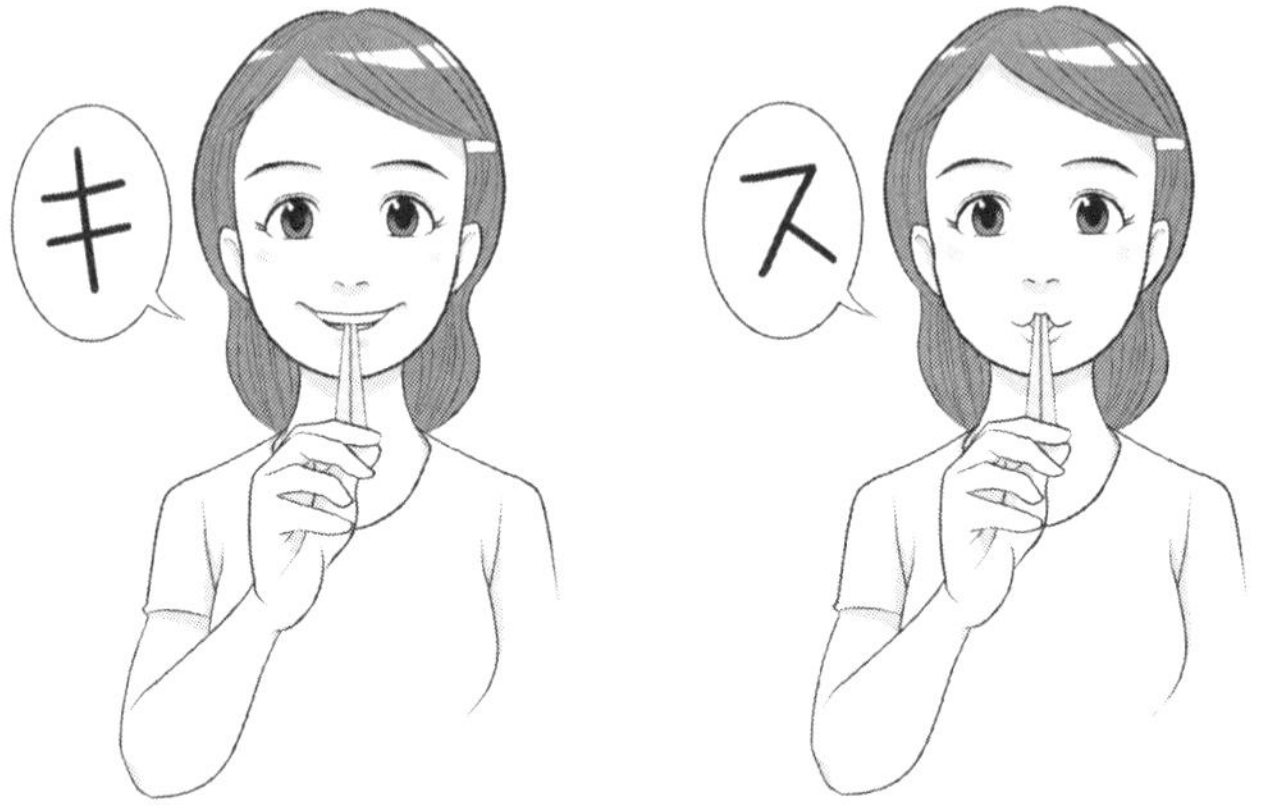

③②を3回行う

口輪筋《こうりんきん》を鍛える

①割り箸を「縦」に加える

割り箸を前歯で縦に軽く噛んだまま30秒間、「スキ、スキ、スキ……」と「スキ」と言い続け、唇を前後に動かします。「ス」で前に「キ」で口角を意識して上げます。チェック１）「ス」は、口がとがっていますか？　チェック２）「キ」は、口角が上がっていますか？

①

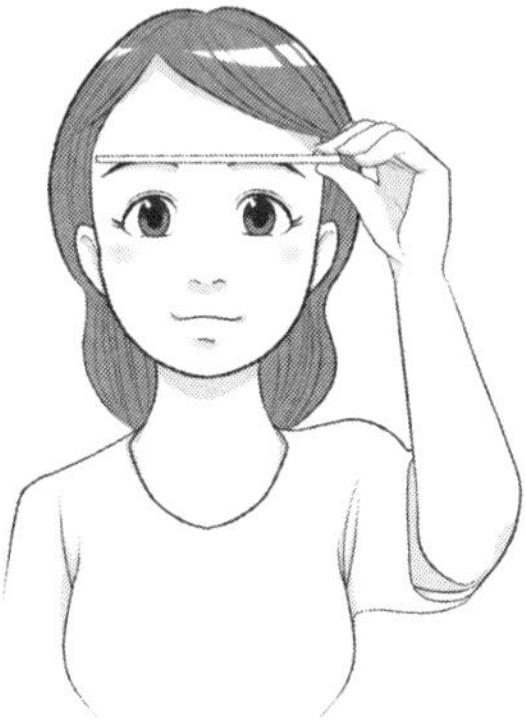

②

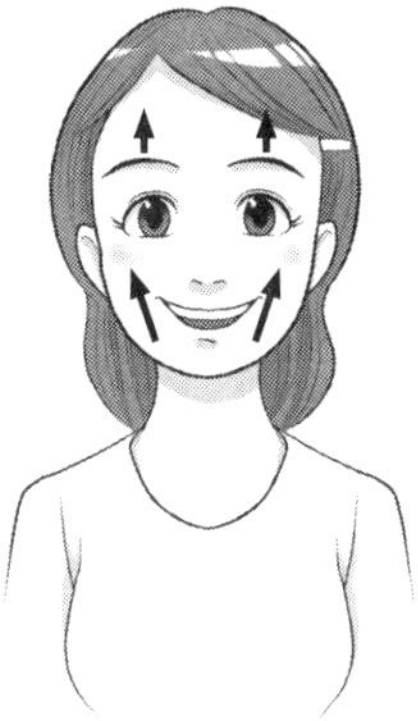

②割り箸を抜く

鏡の中の自分に向かい、同じく30秒間「ス」で唇を前にし、「キ」で口角を意識して上げます。「キ」と発声したとき、手を軽く添えてリズムに合わせて、口角を持ち上げます。仕上げで和み笑顔をつくります。

③①と②を3回行う

表情筋の連動

①割り箸を眉に添える

鏡を見ながら30秒間、眉の上下を繰り返します。おでこに横ジワができるくらい目元の筋肉を伸ばし、大きく上下に動かします。次に割り箸を眉に軽く押します。跡がつかない程度に負荷をかけ、割り箸を持ち上げるように大きく30秒間上下させます。このストレッチを3回繰り返します。

②手を添えず口角と眉を上げる

顔全体の表情筋を動かします。口元をあげて、同時に眉も上げます。イチ、ニイ、スリー、シー(1、2、3、4のこと)」と声を出して、語尾の「イ」の発声のときに、口角をしっかり上げながら、眉を上げます。30秒間繰り返します。仕上げで和み笑顔をつくります。

③①と②を3回行う

表情筋の特徴を知り、トレーニング効果を高めよう

わりばしストレッチをやってみて、いかがでしたか？「けっこうキツかった」「意外と顔が動かなかった」と感じた人も多いのではないでしょうか。そのように、普段使っているようで使っていないのが、表情筋なのです。

顔の表情をつくり出すのに必要な筋肉は、細かくみると30以上もあり、複雑に関連し合っています。それらを総称して「表情筋」と呼びます。

表情筋は一瞬も休むことなく３６５日働いています。表情筋が皮膚を動かすと表情が変わります。無表情に見えるときでも、表情が出ないように筋肉は動きをキープしているのです。

72ページで説明したように、表情筋には「随意筋」と「不随意筋」があります。随意筋とは、運動神経で思い通り自由に動かせる筋肉です。手や足の筋肉のように鍛えると強くなります。不随意筋とは、自律神経の影響を受け、心臓や胃といった内臓や目の瞳孔などのように自分の意思では自由に動かせない筋肉です。

表情筋は、随意筋、不随意筋のどちらの特徴も併せ持つ特殊な筋肉です。例えば、嘘をついて緊張していても形だけ笑うことができますが、笑おうとする意思とは別に動かない筋肉が若干顔を引きつらせたりします。少し奇妙な笑顔になるわけです。

表情筋に似ている筋肉に呼吸筋があります。息を止めることは、自由にできますが、ずっと止めることはできません。苦しくなると、自律神経が優位に働き、息を吸うことを優先し呼吸筋を動かします。自分で息を止めて自殺したという人は聞いたことがありませんよね。

私は約30年にわたり「笑顔」を指導してきました。そこで思うことは、固定化した理想的な型の笑顔はないということです。口角の角度がどれくらい、頬の上がり具合が口から何センチくらい、または、素敵な笑顔とは口と頬と目の間の黄金比率がどれくらいといった、そんな数値などで決まった理想的な笑顔はないということです。そんな形づくられたマニュアル的な笑顔ではなく、「相手の心に気持ちが届く笑顔」が一番です。

そこで大切なことは、表情筋が固まらないで動いていることです。表情豊かな、動きのいい表情が、相手に伝わる笑顔につながります。人間は動物です。常に動いているのが人間です。自分らしい自然な動きを見つけましょう。

また、自分の顔は世界に1つしかありません。そんな自分の顔を含めた自分を好きになると、素敵な笑顔、素敵な表情が生まれます。いま自分を好きになれなくても好きになる努力をして欲しいです。

赤ちゃんの笑顔は誰が見ても優しい気持ちにさせますよね。その笑顔の方法を誰も教えていないのに、自然にそれを身につけて生まれてきています。その笑顔は、顔（頭）が包み込んでいる脳が喜ぶ表情なのです。そんな脳が喜ぶ自然な自分らしい笑顔をトレーニングでみつけてみてください。

筋肉のトレーニングは、使っている筋肉を意識しながら行うとその筋肉が発達しやすくなると言われています。

これから主な表情筋のポイントを説明しますので、表情筋のトレーニングを行う際はどの筋肉に効いているかを確かめながら動かしてみてください。

表情筋の機能と特徴

前頭筋（ぜんとうきん）
眉を上げ・額のシワをつくる筋肉です。老化すると額に横ジワが残ります。

皺眉筋（しゅうびきん）
眉間の縦ジワをつくる筋肉です。不快なとき、心の動きが眉間の縦ジワに表れます。

眼輪筋（がんりんきん）
目ばたきなど、まぶたを動かす筋肉。薄いため素早い動きができますが、シワになりやすいです。

咬筋（こうきん）
咀嚼（そしゃく）筋とも呼ばれ、物を噛むときや顎を閉じる役目の筋肉です。

笑筋（しょうきん）
口角を外側に伸ばす筋肉。チャーミングなエクボをつくります。弾力を失うと口元がだらしなく見えます。

頬筋（きょうきん）
口角を斜め上に持ち上げます。ここが老化すると口元がたるみます。笑顔には欠かせない重要な筋肉です。

大頬骨筋（だいきょうこつきん）
大口を開けて笑うなど、ダイナミックな笑顔をつくります。大きく動かしているとシワの少ない肌をつくります。

小頬骨筋（しょうきょうこつきん）
口元を斜めに引き上げ、頬のこわばりをなくし自然な笑顔をつくります。衰えると頬にたるみができます。

口輪筋（こうりんきん）
口を閉じたり唇を突き出したりするときの筋肉。口元の微妙な表情を演出します。弱ってくると老け顔になります。

口角下制筋（こうかくかせいきん）
口角を下や斜め下に引く筋肉です。この筋肉が弱ると口角から下顎にかけて縦ジワができます。

口角挙筋（こうかくきょきん）
口と唇周辺にかけた口筋の中で、口角を上げる筋肉。筋肉の一方が皮膚で終わっている皮筋です。

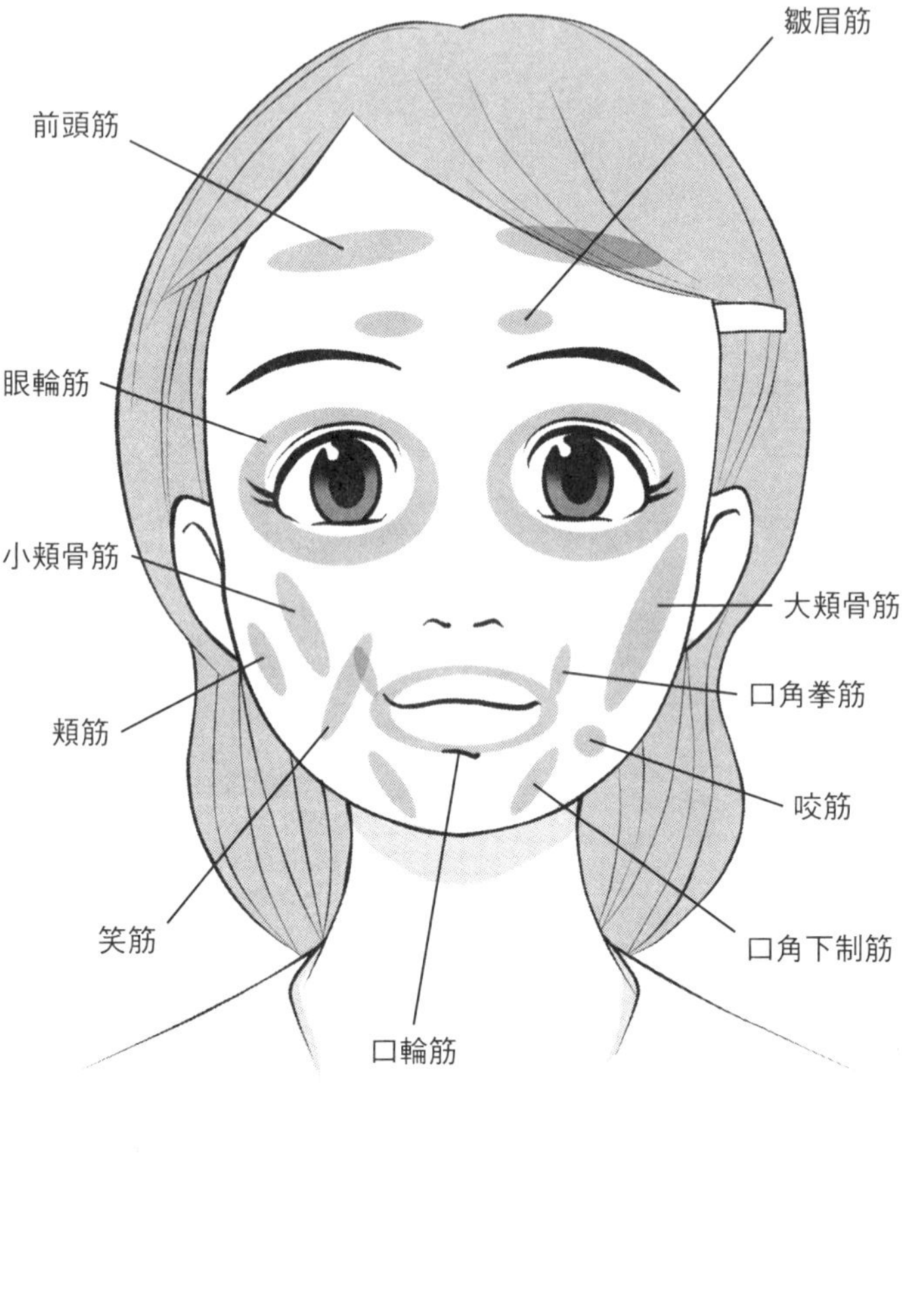
皺眉筋
前頭筋
眼輪筋
小頬骨筋
大頬骨筋
口角拳筋
頬筋
咬筋
笑筋
口角下制筋
口輪筋

表情筋トレ1 口

これから紹介するすべての表情筋トレーニングの最初は、笑顔呼吸で大きく深呼吸してから始めます。口角を上げた和み笑顔になっていますか? 力を抜いた和み笑顔で始めましょう。

笑顔の始まりは口元からです。表情筋トレーニングも口輪筋運動からスタートです。口の形や大きさは人それぞれ違いますが、口角を上げることは共通です。口角を上げるだけで笑顔に見え、気持ちが伝わりやすくなるからです。歯を閉じたままニコッと笑ったり、口を大きく開きダイナミックに笑ったり、口元の表情で印象が大きく違います。

①口を開きながら首を後ろに倒す

ゆっくり大きく口を開きながら、首も一緒に後ろに倒していきます。

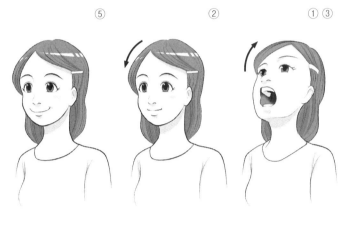

②口を閉じながら首を元に戻す

静かに口を閉じながら、首も元に戻しましょう。これを3回繰り返します。

③口を開きながら首を後ろに倒す

①〜②を繰り返す。ゆっくり大きく口を開きながら、首も一緒に後ろに倒していきます。

④口を閉じ、口角を上げながら首を元に戻す

口を閉じ、口角を上げながら、首も元に戻します。これを3回繰り返します。

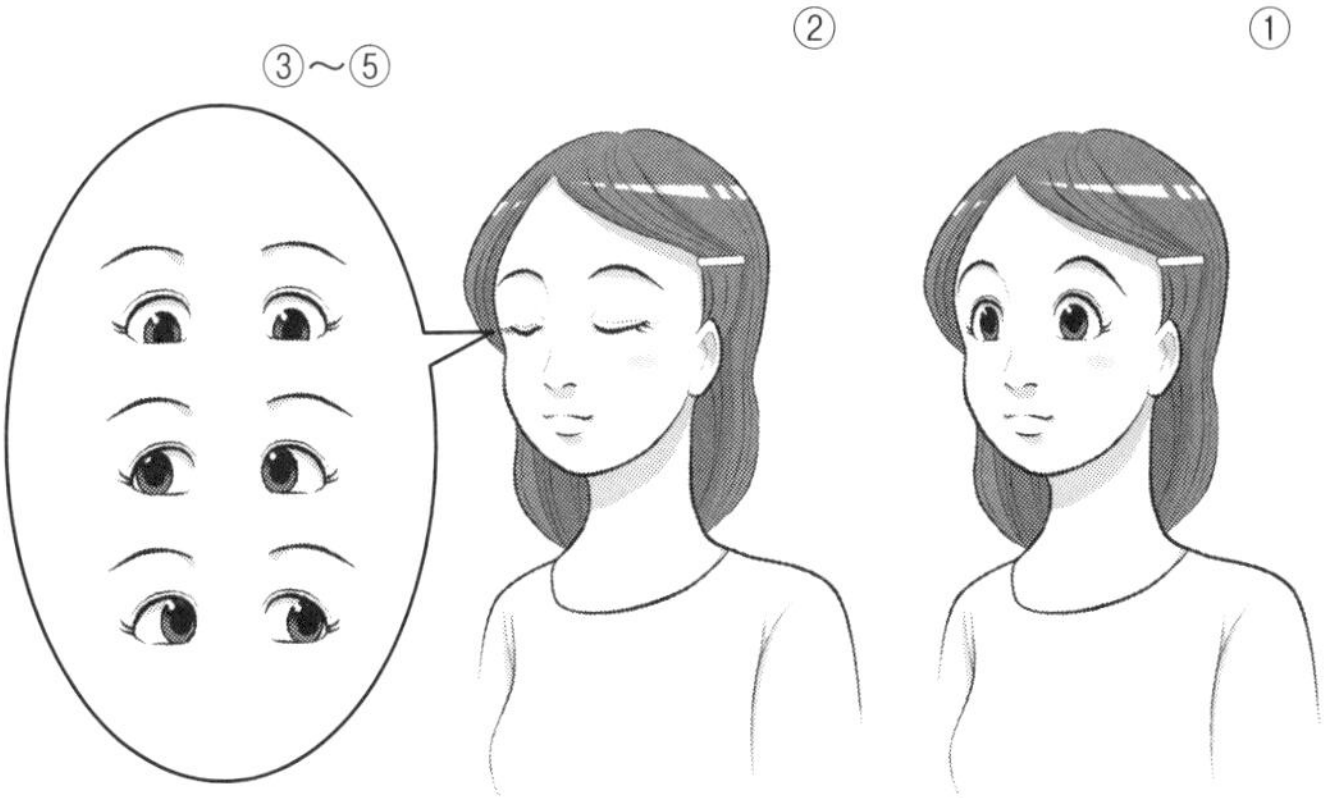

⑤最後に口角だけをしっかり上げる

口角をキュッと上げて5秒間キープしましょう。①〜⑤を1セットとし、3セット行います。

表情筋トレ2　目

「目は口ほどに物を言う」と言います。いくら口元を笑顔の形にしてみても、目が怒っていたり無関心に見えたりしては、相手の心はつかめません。眼輪筋の運動で表情豊かな目元をつくりましょう。

①目を大きく見開く

顔を正面にして、目を大きく見開いた状

態で5秒間キープします。

②まぶただけを閉じる

その状態でまぶただけ閉じます。まぶたが張り詰めた感じです。

③②の状態のまま眼球だけ下に向ける

まぶたを閉じたまま眼球を下に向けます。さらにまぶたがピンと張るのを感じたら、眼球を元の位置に戻します。これを3回繰り返します。

④②の状態のまま眼球だけ左右に向ける

まぶたを閉じたまま眼球を右に向けて3秒間、左に向けて3秒間キープします。

⑤まぶたを開けて眼球を上下左右に動かす

まぶたを開けて眼球をゆっくりと上下左右に動かします。

①～⑤の動作を3回繰り返します。最初はゆっくりと、回数を重ねるごとに少しずつ早くしていきましょう。表情のある目元をつくるために効果があります。

表情筋トレ3　頬

顔にある表情筋の筋肉は、縦横斜めと複雑につながっています。これが衰えると、あっという間に老化が進行します。頬の筋肉を鍛えましょう。

①頬をふくらませる

口の中を空気でいっぱいにし、頬が痛いほどにパンパンに張ります。

②口から静かに息を吐く

口をすぼめて静かにゆっくりと息を吐いていきます。①、②を3回繰り返します。

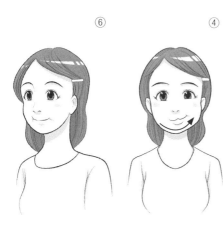

② ④ ⑥

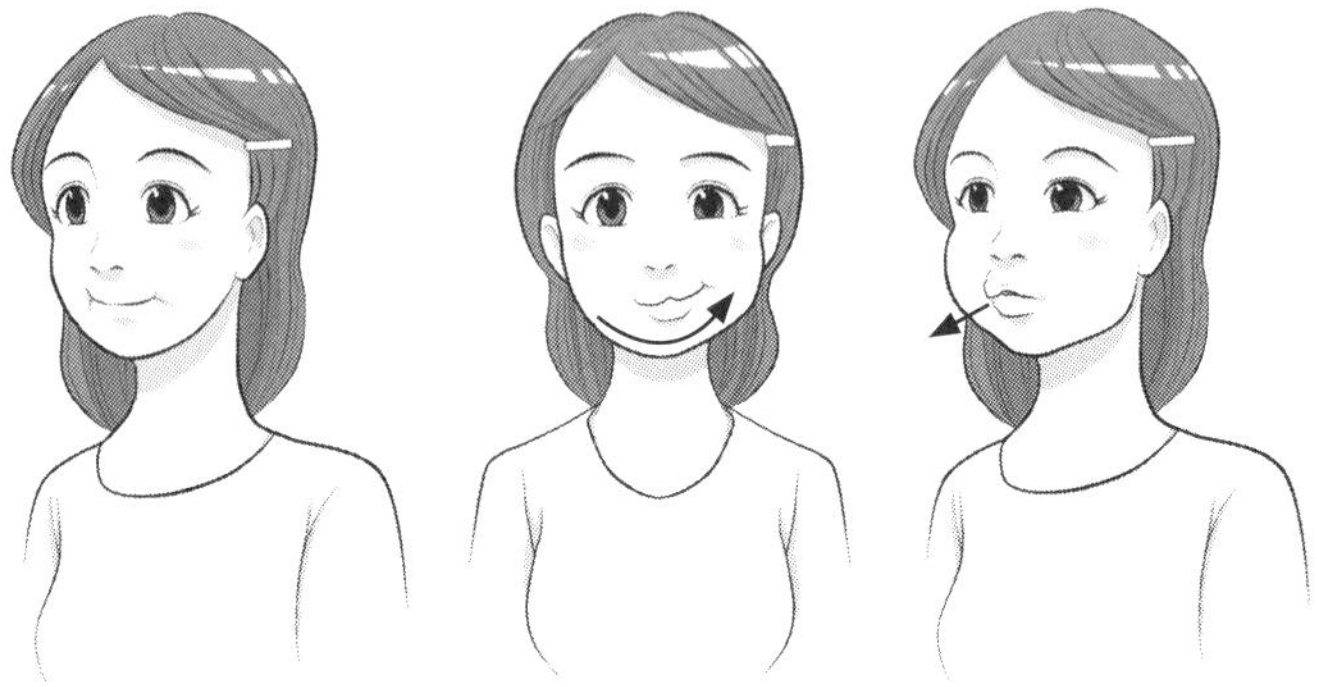

③右の頬をふくらませる

次にもう一度口の中を空気でいっぱいにし、右側の頬に空気を移動させます。

④空気を移動させて左の頬をふくらませる

今度は左に空気を移動させ、左側の頬をふくらませます。③〜④を3回続けます。

⑤口をつぼめる

頬の空気を吸い込み口をつぼめます。口角からまっすぐの線（ミゾ）ができます。5秒数えたらゆっくり元に戻しましょう。

この動作も3回繰り返します。

⑥上下の唇を口の内側に入れて戻す

上下の唇を口の内側に入れ、ゆっくりと力を入れて元に戻します。3回繰り返します。

⑦口角を上げる

口を軽く閉じたまま、口角挙筋を引き上げます。3回繰り返します。

⑧手で口角を耳のほうへ持ち上げる

最後に口は軽く閉じたまま、手で大頬骨筋を耳の方向へ持ち上げます。自然な笑顔を意識しながら行いましょう。3回繰り返します。

表情筋トレ4　額

額の眉は、目や口と同様に心の動きを正直に映します。自由な感情が出せなかった時代には眉を抜いたり、剃り落としたりしていました。それが原因かはっきりしませんが、特に日本人は眉を上下させる額の筋肉（前頭筋）を動かすのがあまり得意ではありません。このトレーニングで眉を自在に動かせるようになりましょう。

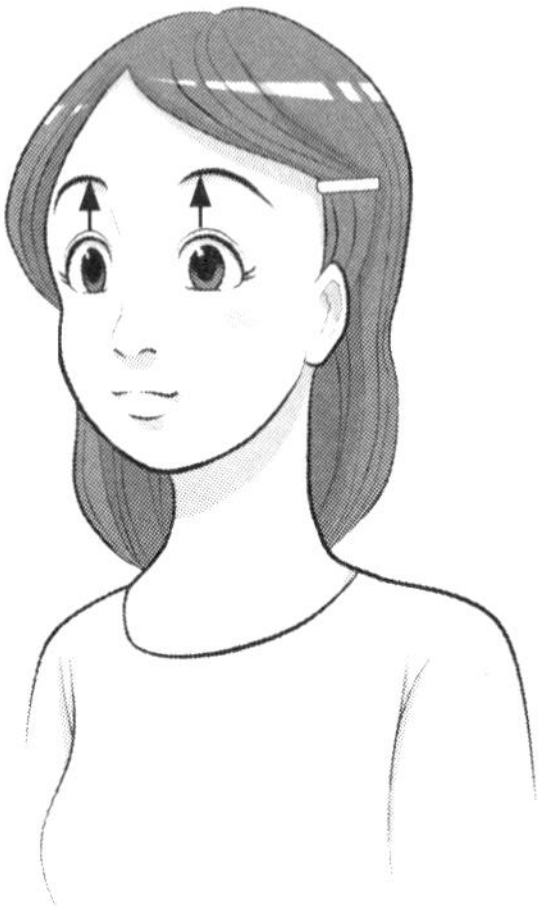

①眉を上にあげる

眉をギュッと上に上げて3秒間停止し、静かに元に戻します。3回繰り返します。

②①の動きを連続して速く行う

①の動作を早く「いち・に・いち・に」と上下運動しましょう。5回繰り返します。

表情筋トレ5　首

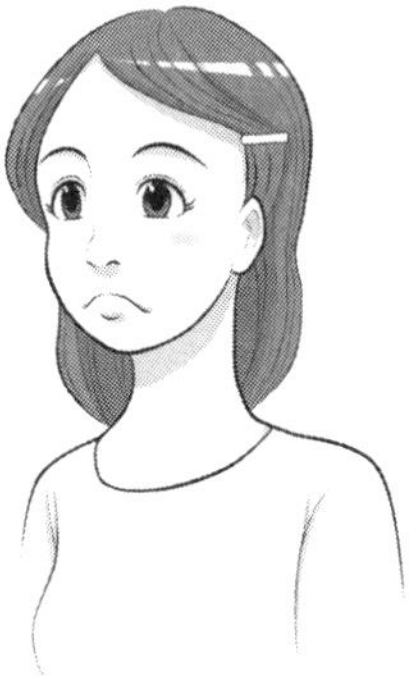

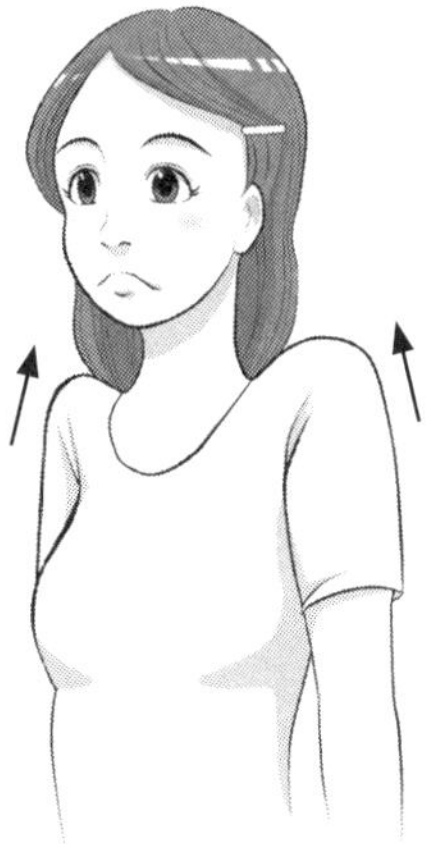

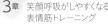

頭の重さは約5キロもあるそうです。こんな重いものを日々支えているため、疲労が首から肩にたまります。

また、最近の若い人は噛む回数が減っているため、顎が未発達です。顔も小さくなりますが、顎から首にかけての老化も早くやってきます。首のトレーニングを行うことで、顎周りの老化の予防につながります。

①口角を下げる

口角が上がった和み笑顔の表情から、口角をゆっくりと強く下げます。同時に、首の筋が盛り上がります。5回繰り返します。

③

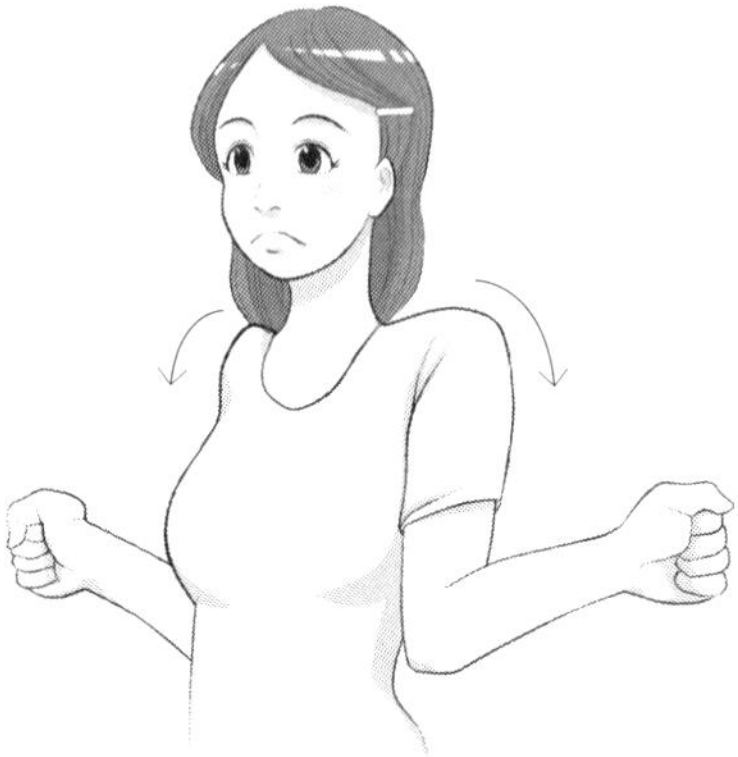

②両肩を上げる

両肩をゆっくりと上げます。耳の近くまで上がったら、そのままの状態で３秒間キープします。

③両肩を斜め後ろに下ろす

胸を張るように、両肩を斜め後ろにゆっくりと下げます。

疲れてくると背筋が曲がり、首が前に倒れがちになります。首の前方に横ジワができます。姿勢の悪い人は、両肩を斜め後ろに引き胸を張るようにすると、首がまっすぐになり姿勢も良くなります。５回繰り返します。仕上げは、和み笑顔です。

表情筋トレ短時間スペシャル……顔グーパー

時間のないときは、これから紹介する「顔グーパー」が効果的です。瞬間的に意識も切り替わります。

鏡の前の自分の顔に向かい、顔グーパーを始めましょう。

「グー」の顔は、梅干しの顔です。酸っぱいものを食べたとき、顔の筋肉が真ん中に寄る感じです。表情はシワシワでクシャッとなります。

「パー」の顔は、笑い顔です。面白いものを見たときに大笑いする感じです。始めは口を大きく開けてください。顔の筋肉が伸び、外側に広がります。

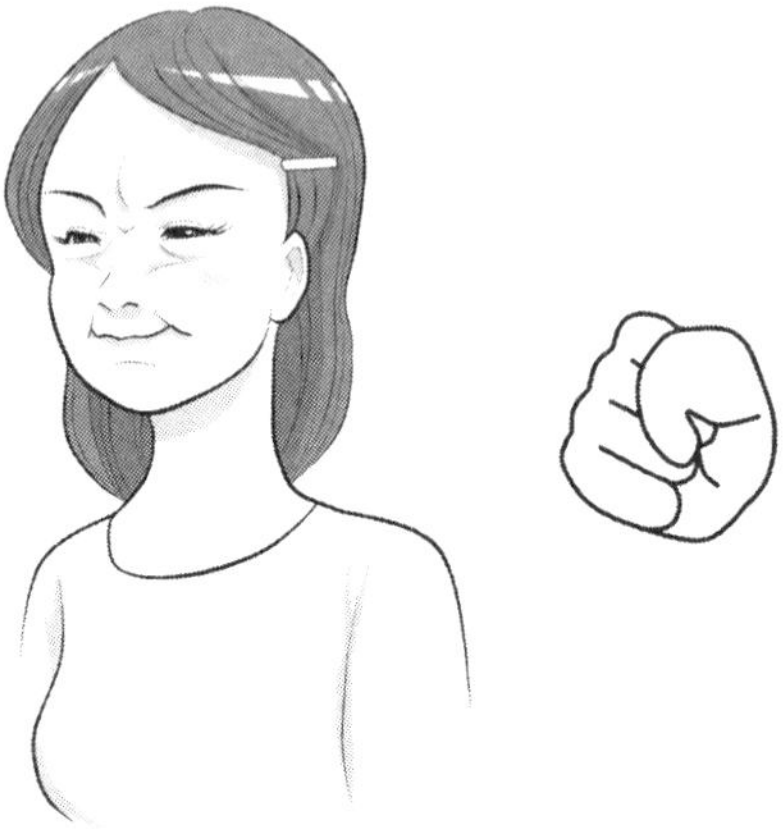

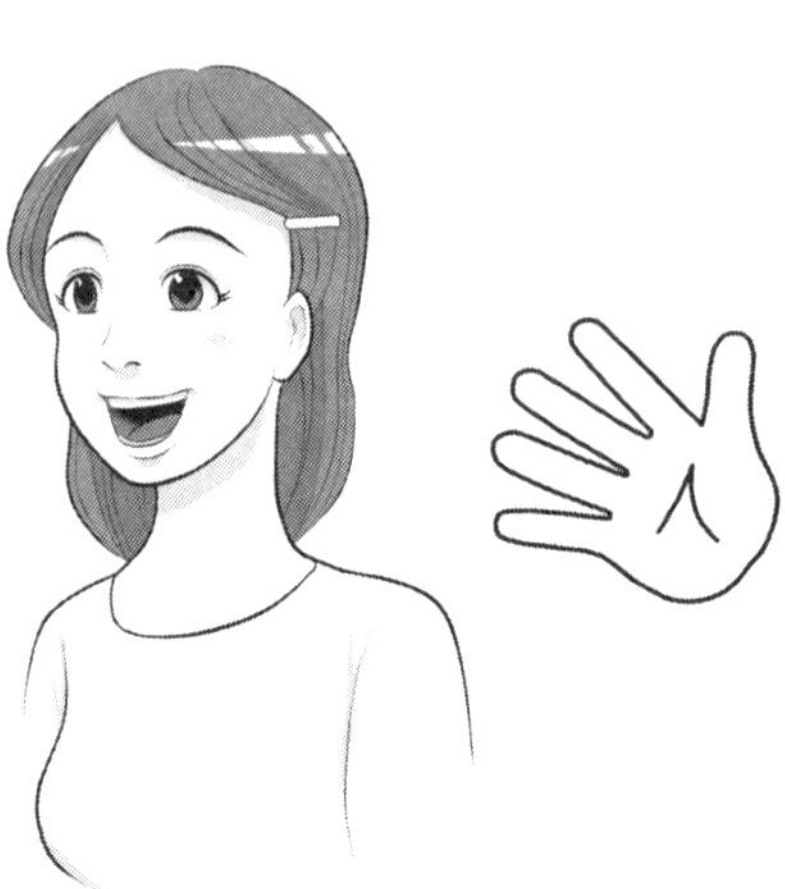

この「グー」の顔と「パー」の顔を交互に繰り返すのが顔グーパーです。「はい、グー、パー、グー、パー……」と、顔の筋肉を縮めて……広げてを最低5回繰り返します。例えばトイレに行くようなちょっとしたタイミングなどを利用してやってみましょう。顔の筋肉を大きく動かしてください。表情が豊かになり、顔の血流が良くなったと実感できるはずです。目が覚めたりもしますよ。

慣れてきたら、グーパーのリズムに合わせて手の動作も加えてみてください。顔と一緒にグー、パー、グー、パー……と、手のひらを閉じたり、開いたりしてみましょう。手先や腕にも血流を感じると思います。だいたい5回くらいで十分です。

顔型別　ワンポイントアドバイス

表情筋トレーニングでは顔を大きく動かすので、「シワになるのではないか」と心配する人もいらっしゃいます。しかし、顔の筋肉や皮膚は良く動かしたほうが柔軟になり、シワになりにくいのです。むしろ表情筋が衰えるとシワやたるみにつながります。

ここでは顔別に、特におすすめのトレーニングをご紹介します。あなたの顔の持ち味を生かし、世界に一つしかないあなたの顔を可愛がっていただきたいと思います。

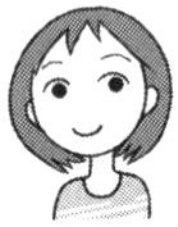

丸顔型 二重顎になりやすい

頬がゆるみやすく、二重顎になりやすいのが悩みです。つまり、頬に余分な脂肪がつきやすいからです。頬筋の運動でたるみをリフレッシュ。（表情筋トレ1&わりばしストレッチ）

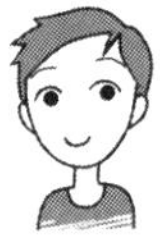

たまご型 下まぶたがたるみやすい

頬の弾力を失うと老化が顔全体に表れやすいです。上下のまぶたがたるみやすいです。眼輪筋の運動から始めましょう。（表情筋トレ2・4&わりばしストレッチ）

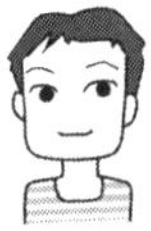

四角型 口の周りのシワに注意

顔全体はたるみにくいですが、口の周りに負担がかかるため、口元がシワになりやすいです。口輪筋を鍛える運動が効果的です。（表情筋トレ3&わりばしストレッチ）

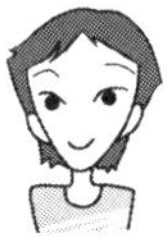

逆三角型 頬と口角がさがります

シャープな顎は年齢と共に肉がたるみやすく、口角も下がってきます。素敵な顎を維持してくために、口角下制筋の運動がおすすめ。（モンキー体操&わりばしストレッチ）

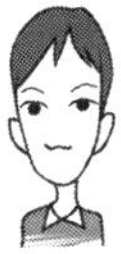

面長型 頬の垂れ下がりに注意

間のびした顔にならないために、顎の周りから首にかけての筋肉を鍛えましょう。太ると首に肉がつきやすいです。頬筋・咬筋運動を重点に。（表情筋トレ5&わりばしストレッチ）

顔が固まり始めたら心身の不調のサイン

ご紹介したトレーニングはすべて行う必要はありません。

最初は「笑顔呼吸」を基本に「わりばしストレッチ」や気になる部位を鍛えるメニューを選んでやってみてください。そして気になる部位のメニューを一週間ごとに変えていくと、飽きずに続けていけると思います。毎週月曜日は「笑顔の日」と決め、笑顔朝礼を続けている会社もあります。

できれば毎日数分でも、何かをしながらでもトレーニングは行っていただきたいのです。なぜなら、毎日顔の筋肉を動かし、固まらないようにしてほしいからです。いつでもどこでも実行することが大事です。特に笑顔呼吸は簡単ですね。口角を上げればスタートできますから。

私の知人に、顔面神経麻痺になった人が2人います。

2人とも人間関係や売り上げに対するプレッシャーから非常にストレスを抱えていて、それが病気の引き金になったのではないかと考えられます。

彼らは、発病する直前に、顔が固まってしまったそうです。つまり表情筋が動きにくくなるという前兆があったそうです。顔が固まったから病気になったのか、病気になったから顔が固まったのか、私にはわかりません。

顔の筋肉は言葉を発したり、ご飯を食べたり、感情を表したりと、絶えず動き続けているものです。その動きがなくなってしまうというのは、人として非常につらいことであり、顔が固まってしまうのは心身に何か問題が発生したという危険信号だと思っています。

顔面神経麻痺は、治療して医学的には治ったという状態になった後、リハビリテーションに取り組まなければいけません。彼らは、リハビリの1つとして笑顔研修で学んだわりばしストレッチを思い出し、熱心に取り組んだそうです。今でもまだ完全ではありませんが、かなり動くようになったと教えてくれました。「わりばしストレッチは、とても効果があったよ！」と言ってくれました。

わりばしストレッチだけでなく他のトレーニングメニューも、私の研修で効果は実証済みです。

歳とともに筋肉が衰えていくのは、体の筋肉も顔の筋肉も同じです。

そしてトレーニングをすれば、筋肉は何歳からでも鍛えられるということも、体の筋肉も顔の筋肉も同じなのです。そこに表情筋トレーニングを行う意義があるのです。

表情筋のトレーニングをしていくと、呼吸がしやすくなるとともに、体のいろいろなことがつながっていきます。動きや仕草も変わるため、周囲に与える印象も変わってきます。

4章からは表情とコミュニケーションについて考えていきましょう。

4章

あなたの「真顔」を「和み笑顔」に変える方法

「真顔」が怖いからクレームになる!?

表情筋トレーニングをしていただくと、みなさん素晴らしい笑顔をつくれるようになります。

たった1日の研修でも、始まるときと終わったときでは別人のような表情です。一人一人のお顔を拝見しながら「やっぱり笑顔は技術でつくれるものだな」と思います。外面で損をしている人が多いですね。

しかし、ここで思い出していただきたいのです。普段あなたが見られているのは、どんな顔であるかを。あなたは常に笑顔でいるのでしょうか? 違いますよね。ということは、圧倒的に見られているのはあなたの「真顔」です。

営業スマイルが上手につくれるようになっても、その笑顔の後の真顔が怖いと思われている人は実に多いのです。

実際、私がアパレルメーカーで働いているときも、笑顔コンサルタントとして企業に研修をさせていただいているときも、研修で伝えた笑顔の後の真顔が怖い、冷たいという印象を相手に与えたことがきっかけでクレームにつながってしまったケースがよくありました。失礼なことをしているつもりがなくても、相手からすると冷淡に扱われたと感じ、そこから誤解が生まれて問題がこじれていきます。

では、誤解を生まない、コミュニケーションしやすい真顔とは、どんな顔であればいいのでしょうか。

ここで「笑顔呼吸」を思い出してみてください。

最初に「和み笑顔」をつくりましたよね。そうです。私がいつも研修でお伝えしているのは、「真顔を和み笑顔にすること」なのです。

たったそれだけのことで、相手のあなたに対する印象が変わり、あなたに話しかけやすくなったり、あなたの話も聞いてもらいやすくなるのです。

チャートで診断
意外に知らない自分の「真顔タイプ」

あなたが無意識のうちにつくっている真顔は、周囲の人々にどんな印象を与えているでしょうか。

もしかしたら、知らず知らずのうちに誰かを傷つけたり、誤解を受けていたりすることもあるかもしれません。

チャートであなたの真顔タイプをチェックしたら、ワンポイント処方箋で感受性を磨き、改善点を注意してみてください。

あなたの真顔が人から好かれる「和み笑顔」に変わります。

真顔タイプチャート

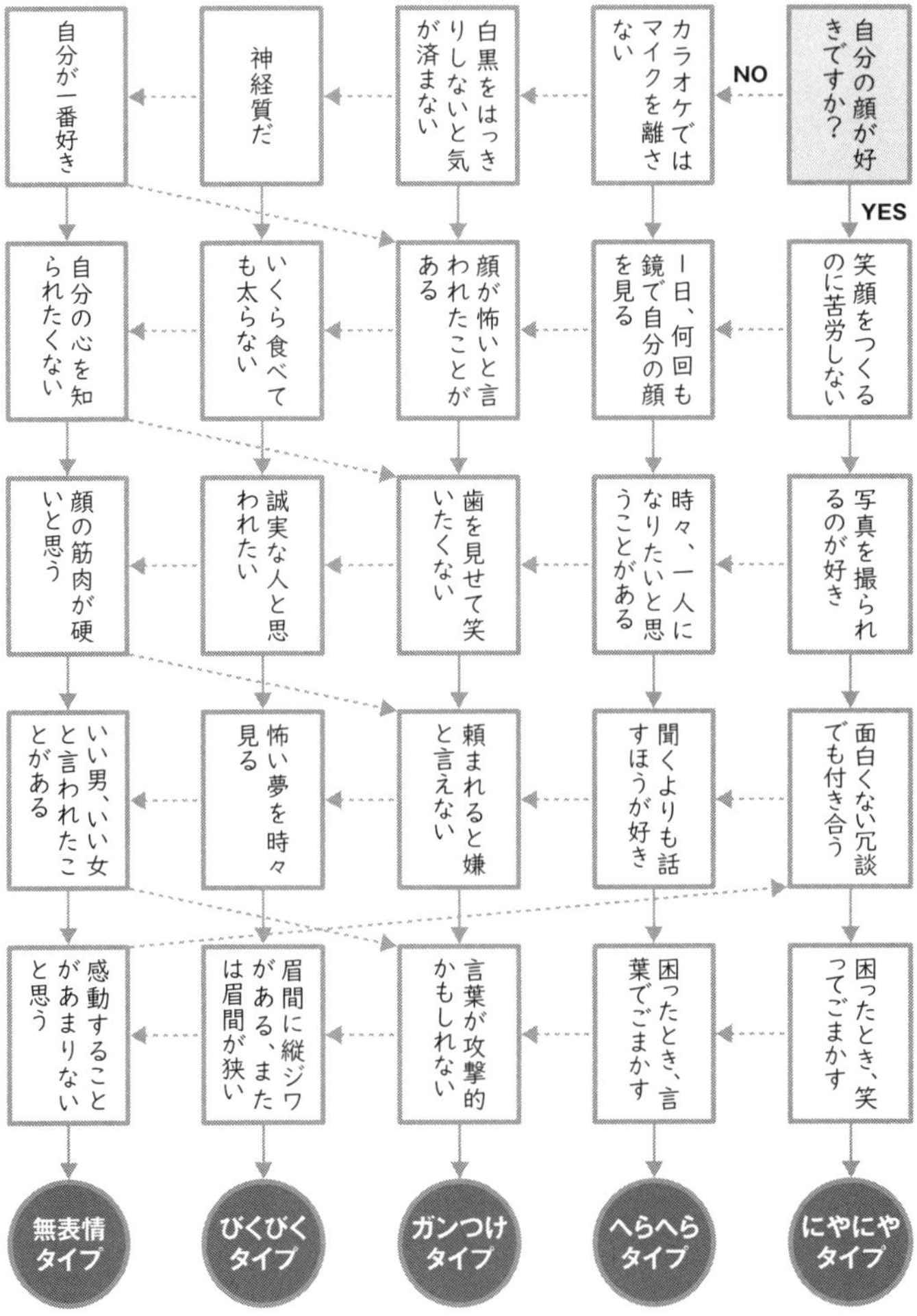
自分の顔が好きですか？
NO
YES
カラオケではマイクを離さない
白黒をはっきりしないと気が済まない
神経質だ
自分が一番好き
笑顔をつくるのに苦労しない
1日、何回も鏡で自分の顔を見る
顔が怖いと言われたことがある
いくら食べても太らない
自分の心を知られたくない
写真を撮られるのが好き
時々、一人になりたいと思うことがある
歯を見せて笑いたくない
誠実な人と思われたい
顔の筋肉が硬いと思う
面白くない冗談でも付き合う
聞くよりも話すほうが好き
頼まれると嫌と言えない
怖い夢を時々見る
いい男、いい女と言われたことがある
困ったとき、笑ってごまかす
困ったとき、言葉でごまかす
言葉が攻撃的かもしれない
眉間に縦ジワがある、または眉間が狭い
感動することがあまりないと思う
にやにやタイプ
へらへらタイプ
ガンつけタイプ
ひくひくタイプ
無表情タイプ

にやにやタイプ

診断／常に優等生を演じる、ストレスため込み型
アドバイス／相手の目を見て気持ちを伝えよう

このタイプの多くは、笑顔に自信があります。実際に明るく元気で自然な笑顔の素敵な人も多いです。普段は優等生で誰からも好かれます。

常に周りの人から好かれる存在でいたいと、子供のころから良い子を演技し始めます。いつも明るくニコニコしていますが、実は喜怒哀楽を表すのが下手で、心とは裏腹の笑顔をつくりがち。

みんなが怒ったり、悲しんでいるときでも、笑顔を崩さないので「何、笑ってるの」と言われたりします。歳と共に顔が固くなり、笑い顔で固まってしまうからです。

緊張したり疲れてくるとつくり笑顔が特に増えます。良い子を演じるあまり、ストレスをため込んでしまうことも多いです。知らず知らずに心と顔がバラバラになって

しまい、笑いの中に怖さを感じるときがあります。

そして、つくり笑顔から真顔に戻る一瞬の表情が、とても冷たく見えるのです。

「先生」と呼ばれるすべての人やサービス業の人ほど、このタイプになりやすいです。

先日、インストラクターの笑顔研修を行いました。説明後「はい、わかりましたか」と聞きました。笑顔でうなずかれたので、「それでは、一人ずつやってくださ い」と言ったところ、残念ながらできない方が多くいらっしゃいました。

わからないときは笑顔でごまかすのをやめましょう。思い切って「わかりません」と答えてもいいのです。

処方箋　目を見て話す

あなたの顔は、笑顔をつくりやすい形をしています。笑顔の素晴らしさを子供のころから体験し、笑顔でたくさん得したこともあるでしょう。その成功体験からか、困ったときでも笑ってごまかすようになっています。

まずは相手の目を見て、素直な自分の心に従って話してみましょう。気持ちのこもった素敵な笑顔が生まれるはずです。

あなたの素晴らしい笑顔は、周囲の人からいただいた「愛の光」です。今度は周りの人を、あなたの笑顔で明るく照らしてください。

へらへらタイプ

診断／周囲の目を気にしすぎる、寂しがり屋
アドバイス／言葉でごまかさず、本当の気持ちを伝えよう

基本的には寂しがりやで仲間外れを嫌います。常に人の目を意識して行動し、人当たりはとても良いので誰とでもうまく付き合える雰囲気をもっています。しかし、接する時間が長くなるにつれ、周囲の人はあなたを頼りなく感じてきます。あなたが何を考えて行動しているのか、わかないからです。

また、人の意見や主張に流されやすいのがこのタイプの特徴です。周りの人に合わせるあまり、自分らしさが失われているのです。

一対一で面接したときとグループでいたときとでは、人格も別人のように変わります。それくらい周囲の人間関係に大きく影響されてしまいます。

どうでもいい話はとても上手ですが、討論や真剣な話になると結論はわかりづらく、自分の意見を主張することはとても苦手です。

楽しいときはあまり問題ないのですが、チーム一丸となって目標を達成しようと行動するときなどは、ムダな話をして足を引っぱりがちです。

自分の心に対してもへらへらと素直になれず、すぐに話をはぐらかしたりします。暗黙のうちに人から嫌われることを恐れていますが、それよりも大切なことは「自分に正直であるかどうか」です。

処方箋　生き物を可愛がる

あなたは周りの状況をよく見ています。しかし、周囲の人の意見に合わせすぎて自分の主張を持つことができません。

上手な話術で、他人や自分の心をごまかすのをやめましょう。「言行一致」を自分に課し、言ったことを必ず実行していくようにすると、周囲の人から信頼されるようになります。

犬や猫などを飼ったりするアニマルセラピーが有効だと思います。好きな動物を可愛がりましょう。

それが難しければ、熱帯魚や観葉植物を育てることから始めてみてはいかがでしょうか。

生き物を育てることであなたの心が癒され、人との関係のなかで生きることの意味を見いだせるかもしれません。そのときあなた自身の豊かな個性が真顔に宿るのです。

ガンつけタイプ

診断／強面の仮面をかぶった、恥ずかしがり屋
アドバイス／相手を受け容れる優しい気持ちを持とう

体が大きく親分肌でよく腕を前に組むクセがあります。ガンをつけるように下から

上へと視線を動かすので、見られている人はあなたのことを「常に怒っている」と感じます。

サングラスで目を隠すと、誰でも怖い顔に見えます。太陽の光を防ぐように、人を寄せつけないマイナスのパワーが働きます。

このタイプの人は恥ずかしがり屋さんが多く、顔に似合わず心はデリケート。話せば説得力のある人も多いです。ストレスに対して攻撃することで自分を守ろうとします。

顔の筋肉は、使わなかっただけ固くなり、心から笑ったときでも顔が引きつったりします。顔の体操をして身も心もリフレッシュしましょう。

ちなみに名優といわれる俳優さんは、若いころは二枚目よりもガン付けタイプだった人が多いです。普段の怖い顔とニコッと微笑んだ顔の落差が魅力的です。

処方箋 和み笑顔をつくる

あなたの説得力ある行動は、チームリーダーとして素晴らしい能力を発揮します。

人から頼まれると「いや」と断れない性分のため皆から頼りにされます。そして、あなたも頼られることを嬉しく思っているのです。

ただしリーダーシップも度が過ぎると、唯我独尊になり、相手を威圧してしまいます。リーダーとして必要なのは、相手を受け入れる優しさです。相手を威圧しなくても、十分あなたらしさは伝わります。相手を攻撃する態度は改めていきましょう。

自分の姿勢も再チェックしてください。大きい鏡の前に立ち、自分の真顔を良く見てください。顎を引いて見上げていませんか。体は斜に構えていませんか。目付きが悪くないですか。気づいた悪いクセは、その場で直していきましょう。

鏡に向かい、姿勢を整えて座ります。顎を引くクセの人は、顎を多少上げ、目元の力を抜きリラックスします。優しい真顔や和み笑顔をつくってみましょう。顔に似合わず恥ずかしがり屋ですから、ひとりで鏡を見ながらやってみて、慣れたらペアを組んで行うと良いでしょう。

びくびくタイプ

診断／まじめ過ぎてプレッシャーに弱い、苦労人
アドバイス／気持ちを楽にして、リラックス！

やせ型で神経質な性格です。まじめ過ぎるくらいまじめで、常に何かを気にしています。サラリーマンなら忠実な部下として活躍します。サボっているように見られるのが嫌いで常に忙しく働いていることを強調します。

人から真面目に見られたいという欲求は人一倍強く、すべてに一生懸命であるあまり、他人の苦労まで背負い込んでしまいます。

人の目を気にしすぎるあまりプレッシャーを感じやすく、年齢と共に眉間の縦ジワが深くなります。眉間にシワをよせると、胃の消化も悪くなります。

周りの意見を気にするあまり、自分の意見・主張が弱く伝わりづらいです。一方、決まりやルールを尊重する気持ちが強く、相手にも強引に守らせようとします。そのため周囲からは融通の効かないマニュアル人間と思われてしまうこともあります。

処方箋　自然の中で深呼吸

あなたの誠実さは素晴らしい長所です。几帳面で、「あなたにならせて安心」と周囲からの信頼も厚いです。

ただ、真面目過ぎるのも考えもの。「正しいことは一つではない」と受け止めて、相手の都合や周囲の環境に柔軟に対応できるようになればさらに活躍していけます。

ストレスをため込んで心や体を壊す前に、自然の素晴らしさにふれる機会を増やしリラックスする時間を持ちましょう。自然の中にいるだけで感受性が磨かれ、素直な心が開かれます。肩の力を抜いて大きく深呼吸してみてください。「ヤッホー」と大声を出すと気持ちがいいですよ。

時間のない人は、マッサージや健康ランドでのんびりするのもいいでしょう。疲れた心を癒してくれます。

ストレスが和らげば、あなたの眉間のシワもとれて優しい和み笑顔に変わってくるはずです。

無表情タイプ

診断／感情表現が苦手で無表情になってしまう
アドバイス／素直な気持ちをストレートに表現して

一人っ子が多くなりました。喧嘩をする兄弟もいなく、両親の愛情も独り占めできます。黙っていると誰かが「大丈夫?」と必ず手を差し伸べてくれます。あなたもそんなふうに子供のころから周りの人の愛情を独占し、可愛がってもらってきたのではないでしょうか。そのせいか、すべてが自分を中心にまわっていると錯覚しがちです。特に、美男美女ほど、注意してください。

顔の表情が少ないため、見る人によってはいい子に見えたり、問題児に見えたりします。感情が内側にこもっていますから、反応がとても分かりづらいです。

皆で仲良くしようという欲求が少ないので、チームの中で仕事をしたり、人間関係の中で生きるのは苦手です。一方、人一倍独占欲や統制欲は強いので、ストレスもたまりやすいほうです。

ちなみに日本の政治家は、選挙期間を除いて無表情タイプが多いように見えます。欧米の政治家や指導者を見習い、もっと表情豊かに、嫌われることを恐れずに自分の考えや政策を示していただきたいものです。それが指導力となっていくはずです。

処方箋　大声を出す　大汗をかく

あなたは「大声を出す」ことから始めましょう。

普段大きな声を出していない人は、難しいかもしれません。そんなときは自然と大きな声を出せるカラオケやスポーツ観戦がおすすめです。

またスポーツなどで「汗をかく」ことにもチャレンジしてみてください。

大きな声を出したり、汗をかいたりすると、気持ちが高揚し感情も素直に表現しやすくなります。それが狙いです。

また、自然な気持ちは自己主張しないと、相手には思っているほど伝わりません。

大切なのは心を表現する行動です。恥をかくことを恐れてはいけません。やってみてから考えるクセをつけましょう。

感情が表情に現れるようになったら、冷たい能面のようだったあなたの真顔が温かく親しみのある和み笑顔に変わっていきます。

さて、あなたの真顔は何タイプでしたか？

ここでは代表的な5つを紹介いたしましたが、実際はいくつかのタイプが混合しているケースが多いです。

それぞれの処方箋を参考にしていただき、真顔を和み笑顔に変えたら、コミュニケーションの質が変わっていきます。

5章では、私の30年にわたる笑顔コンサルタントの経験から見出した、心が伝わる、モノが売れる、人が集まる笑顔コミュニケーションの秘訣をお伝えします。

5章

笑顔コミュニケーションの
7つのルール

AI社会では「笑顔」が大きな付加価値になる！

最近、スーパーに行くと、買い物をした人が自分で会計を行うセルフレジが増えています。

一部の大手コンビニエンスストアでは、スマートフォンのアプリを使って自分で決済できるサービスを導入し、深夜時間帯の無人営業を実験的に始めています。

ファミリーレストランでも、タブレット型端末に食べたい料理を入力して注文するスタイルのお店が出てきました。

こうした「人の手」をどんどん省いていくためにデジタル技術を活用する取り組みは、今後、深刻な人手不足の問題を抱える日本の中で本格的に広がっていくことでしょう。

ＡＩが人にとって代わっていく時代、「人の笑顔」なんてもう何の価値も持たなくなるのでしょうか。

いいえ。それどころか私は、「笑顔こそが付加価値になる」と確信しています。ビジネスには、「モノを売る」だけでなく「体験してもらう」こともあります。体験型のビジネスで求められているのは、人と人とのかかわりの中で元気になる、笑顔に癒されるという感覚です。

ロボットを相手にしても、私たちは本当に気持ち良くはなりません。やっぱり人間同士のコミュニケーションではないと、心から笑顔になることはありません。

私は、ロボットが接客をしてくれるというホテルに行ってみたことがあります。話題性は抜群で、確かにおもしろそうだなと思って行ったのですが、心地良さはあまり感じられませんでした。そのときほど、人間の笑顔が持つ「おもてなし力」を思い知ったことはありません。

労働の分類には、体を使って自分の時間を提供する「肉体労働」、知識や思考力を提供する「頭脳労働」があります。これからの時代はそこに「感情労働」が加わっていくでしょう。

「感情労働」とはアメリカの社会学者であるA・R・ホックシールド氏が提唱した概念で、自分の感情をコントロールしつつ、顧客にポジティブな働きかけをして報酬を得ていく労働をいいます。

肉体労働や頭脳労働がAIに仕事は奪われていくなか、私たちに残されたフロンティアは感情労働の世界です。

だからこそあなたの笑顔が付加価値となり、お金をいただけるのです。

この章では、笑顔コンサルタントとして現場に30年かかわってきた私が見出した「笑顔コミュニケーションのルール」について解説していきます。

ルール1　マスクを外して笑顔を見せよう

青森県むつ市では、窓口で市民と応対する職員に対して、特段の事情がないかぎりマスクをつけずに接する「ノーマスク」を推奨しているそうです。

マスクをしていると「表情が見えづらく不快な印象を与えかねない」「会話が聞き取りづらくなって説明の内容が十分に伝わらない恐れがある」などがその理由です。同時に風邪やインフルエンザ、花粉症などで体調が悪い職員には、「自宅休養をさせる」「窓口対応をさせない」ことも徹底していくとのことでした。

この「ノーマスク」について、インターネットでは賛否両論あったようですが、私は大賛成です。

体調の悪いときはまずしっかり休息を取って回復をはかり、現場ではマスクを外したほうがいいのです。

そもそもマスクはとても便利な存在です。マスクをすると、空気中のばい菌やウイルスのフィルターとなってくれるし、吸いこんだ空気を適度に温めてくれたり、湿り気を与えてくれたりします。つまり鼻呼吸のかわりを、マスクがしてくれるのです。

しかし、特に体調が悪いわけでもないのにずっとマスクをつけている人たちが、ここ数年の間に増えてきています。いわば「マスクに引きこもっている」状態です。マスクには人とのコミュニケーションをシャットアウトする作用があるのです。また、顔認証システムが広がっていますが、マスク着用時は機械さえ反応しません。

私たちが自然な笑顔になるとき、顔のどのパーツから動き出すのかご存じですか？答えは口元からです。表情筋は口、眉、目という順番につながりやすく動きやすいのです。

ですから、まず、口角を上げる。すると頬骨が上がって眉尻が下がり、目が細くなって優しい顔になるのです。

マスクをすると笑顔のスイッチである口元を隠してしまい、相手に感情が伝わりにくくなってしまうのです。これが、マスクによってコミュニケーションが閉ざされてしまう原因です。

口元を隠すとポジティブな感情が伝わらない

私が笑顔研修の中で実際に行っているプログラムに「喜怒哀楽ゲーム」があります。

2人一組になり、向かい合って片方の人が口元の表情を見えないように隠し、「愛しい」「楽しい」「怒り」「悲しい」の4種類の感情を、言葉を使わずに目だけで表現します。これをお互いにやった後、答え合わせをします
最も伝わりやすかったのが「怒り」の感情で78・6％でした。

逆に「愛しい」は全体の87・2％の人が伝わりにくいと答えています。

快の感情である「楽しい」「愛しい」と、不快の感情である「怒り」「悲しい」を比べてみると、不快の感情については86・8％の人が伝わりやすいと答え、快の感情は93・7％の人が伝わらないと答えています。

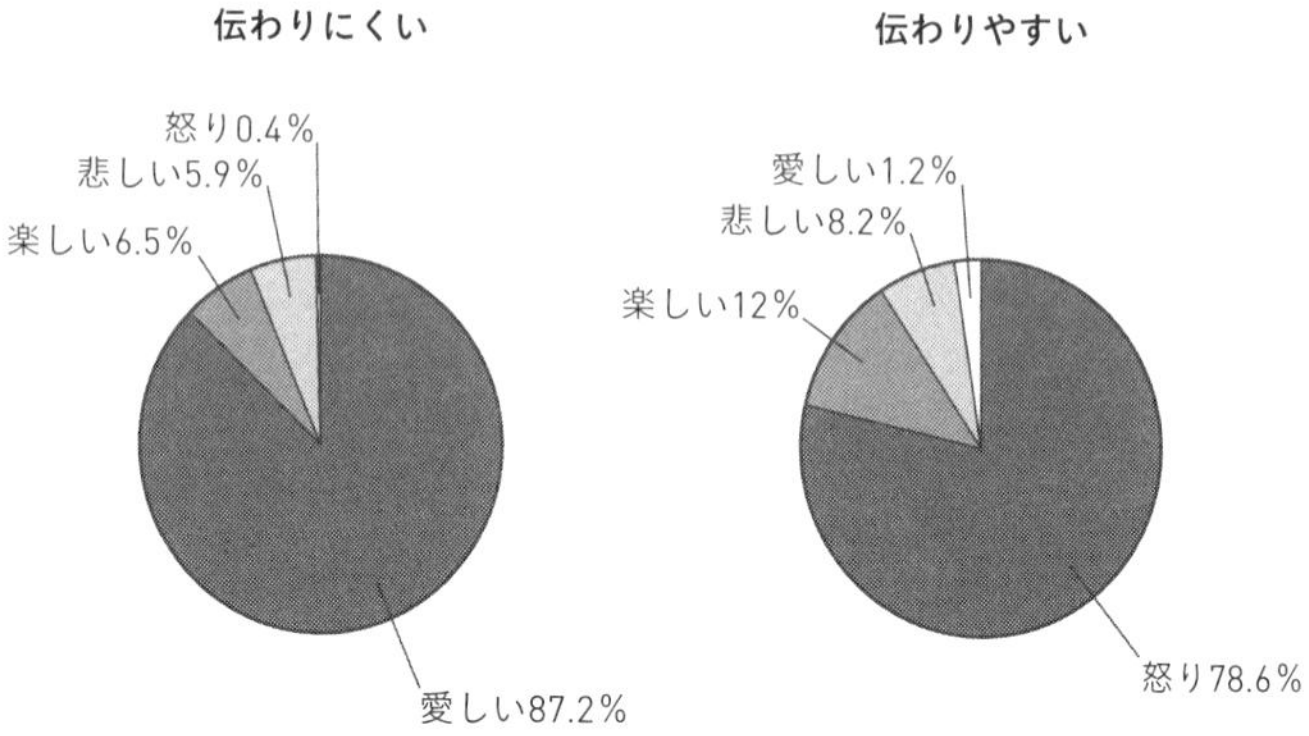

（調査対象7038名・2010年～2016年）

人のコミュニケーションにおいて重要なのは発する言葉よりも、そのときの表情や声のトーンが大事という「メラビアンの法則」によれば、人間関係をスムーズにするのは快の感情、つまり喜びや楽しい、愛しいという気持ちなどで、これは私たちが笑顔になっているときの感情です。それなのに口元を隠してしまうと相手に気持ちが伝わらなくなってしまいます。

逆に口元を隠しても簡単に伝わってしまうのが、人間関係にブレーキをかけてしまう「怒り」や「悲しみ」というのは、なんとも切ない話です。

私は、笑顔研修でホテルや百貨店、専門店、運輸会社などに呼ばれていくことがよくあります。そうした企業では、髪の色から制服の着方、言葉遣いなど徹底的に指導が入って、厳しく接客マナーの訓練がされています。しかし、マスクをして接客している風景をよく見かけます。厳しいようでマスク着用に甘い企業が多いです。私の指導先の接客スタッフは、マスク禁止が当たり前です。

笑顔で有名な大型リゾート施設のバックヤードに入れていただいたとき、「マスク禁止」と壁に何枚も貼ってあるのを見ました。徹底的にマスク禁止を躾《しつ》けていました。しっかり稼いでいる企業は、口元はお客様とコミュニケーションをとるうえで非常に重要なパーツであることを認識しているのだなと思います。

マスクで顔を隠してコミュニケーションを遮断しているならＡＩと同じです。ミスをしない分、ＡＩのほうが優秀です。

人間にしかできない仕事、つまり感情労働でお客様のニーズに応えていくなら、マスクを外して笑顔を見せることが不可欠なのです。

ルール2　0・5秒のアイコンタクトで相手の心をつかむ

ヨーロッパやアメリカを旅行していて「いいな」と思うのは、見ず知らずの人同士でも目が合えばニコッと笑顔になるところです。欧米の人たちは、昔から敵か味方かを一瞬で判別するのにこの「アイコンタクト」を徹底していたのでしょう。

アイコンタクトとは、お互いに目を見て気持ちを伝え合うことです。

私も研修の中で、アイコンタクトを取り入れています。「目が合うと快感神経を伝えるドーパミンのスイッチがオンになりますよ」「嫌いな人とは視線を避けるでしょ。でも好きな人とは目が合いませんか?」と伝えると、受講生さんたちは「ナルホド」と頷いています。「目は心の窓」と言いますが、本当にそうなのです。

ルール1で「目元だけではポジティブな感情が伝わらない」と書きましたが、だからといってアイコンタクトを疎かにはできません。

顔の中で嘘のつけないところがあります。それは「目」です。

動物は、それぞれ感覚に頼って生きています。犬は臭覚に頼り、コウモリは聴覚に頼ります。そして、人間の場合は視覚に頼ります。人間は目の動物。人間が行動を起こす際の判断基準は、目に映った情報によるところが圧倒的に大きいのです。人間は視覚83%、聴覚11%、臭覚3・5%・触覚1・5%・味覚1%という比率でものごとを判断するといいます。

視神経は、脳に直接つながっているだけに、目は情報を取り込むだけでなく、その表情そのものが感情の微妙な変化を外部に伝えます。

特に目の瞳孔の大きさには気持ちの変化が素直に現れます。

アメリカの心理学者エックハード・ヘス氏が行った面白い実験があります。男性と女性に異なる5種類の写真（赤ちゃん、赤ちゃんを抱いた女性、男性のヌード、女性のヌード、風景）を見せました。そして、瞳孔のサイズがどのように変化するのかを調べました。

結果は、男性の瞳孔は女性のヌード写真を見ると18パーセントも拡大し、女性は赤ちゃんの写真を見たときが一番大きくなりました。

ヘスによると、人の瞳孔は、周囲の明るさに応じて大小するのと同じように、何かに対して積極的な感情をもつと大きくなり、消極的な感情をもつと小さくなるそうです。驚きの感情で大きくなり、嘘をついているときは小さくなります。

さらに面白いことに、瞳孔が開いているとき、つまり黒目が大きくなっているときのほうが、魅力的に見えるという報告もあります。わざわざ黒目が大きく見えるカラーコンタクトを入れている人は、そのことをよくご存じなのでしょう。また、赤ちゃんの目は黒目がちだからつい引き込まれてしまうのかもしれません。

漫画のヒロインは黒目が大きく、反対に黒目が小さいキャラクターは知的な役や悪役に多いです。

人の第一印象を決める要素は、服装やメイク、ヘアスタイル、表情などいろいろです。しかし、その人が魅力的な人かどうか判断するのは、目の輝きやまなざしが重要です。

「アイコンタクト＋笑顔」で気持ちが伝わる

目はコミュニケーションをとるために最も重要な機能です。スポーツの世界でも名監督と慕われたサッカーの元日本代表監督のオフト氏や、プロ野球・千葉ロッテマリーンズ元監督のバレンタイン氏は、日本の選手に最初に指導したことが、しっかりと目を見て気持ちを伝え合うアイコンタクトの大切さだったそうです。

チームスポーツでは、味方選手とのアイコンタクトが下手だと、初めの一歩が遅くなり、プレーに影響を与えます。サッカーでのアイコンタクトは0・5秒とも言われています。

残念ながら日本人は欧米人に比べ、コミュニケーションの際に半分しか目を見ていないそうです。アイコンタクトが苦手な国民なのです。外国人から見て、日本人が何を考えているのかわかりづらいのは、アイコンタクトが上手くできないからなのかもしれません。

笑顔づくりの第一歩、相手との最初のコミュニケーションの技術はアイコンタクトです。相手の目を見るといっても、ガンを付けたり、じろじろと眺めまわすことではありません。

最初のたった0・5秒、相手の目を優しく見て敵意のないことを伝える。そして笑顔になる。

このコンビネーションから、スムーズなコミュニケーションが生れるのです。

ルール3　ビッグスマイルよりも和み笑顔が効く

これまで笑顔の研修をさせていただいてきた中で、私は多くの人が持っている思い込みに気が付きました。

それは「笑顔になる＝ビッグスマイルになる」ということです。

ビッグスマイルは、日本語に訳すと「満面の笑み」です。思い切り口角が上がって上の歯が10本以上見え、目が限りなく細くなっている。愉快な笑い声も聞こえてきそうな笑顔のことです。

こんな笑顔は感情が伴わないとできるものではありません。

それなのに、日本人の多くはビッグスマイルが笑顔の完成形だと思い、それを目指してしまうために、笑顔に対して苦手意識を持ってしまうのです。

日本人がイメージする人の表情とは、「真顔かビッグスマイルか」という二者択一のようです。しかし、それはあまりにも極端ですよね。

私は真顔とビッグスマイルの間に「和み笑顔」があると考えています。車でいえば、ギアのニュートラルの位置が和み笑顔です。

弥勒菩薩《みろくぼさつ》の表情に代表される静かで穏やかな和み笑顔こそ、日本人がもともと持っている笑顔です。日本人は世界一素晴らしい和み笑顔の人々なのです。そのことをぜひ思い出し、大事にしていただきたいのです。

「Sushi（すし）」「Tempra（てんぷら）」「Sukiyaki（すきやき）」「Otaku（おたく）」「Mottainai（もったいない）」などと同様、ゆくゆくは「EGAO（なごみえがお）」という言葉も世界共通語になってほしいと思っています。

元々ビッグスマイルをしてこなかった日本人は、ビッグスマイルで応対されると逆に疲れてしまいます。

相手に「自分は受け入れられているな」と感じてもらい、円滑なコミュニケーションを進めていくなら、ビッグスマイルよりも和み笑顔が効果的です。

もし「和み笑顔が苦手」というなら、80ページに戻って練習してみてください。

笑いと笑顔は違う

私たちが「笑顔＝ビッグスマイル」と思い込んでいる背景には、「笑顔」を「笑い顔」と書くように、「笑い」と「笑顔」の違いが曖昧なこともあると思います。

笑いと笑顔の違いは、これまで長きにわたり私がキーワードとして言い続けてきていることでもあります。

笑いとは本能的なもので「おかしい、楽しいなど個人的な感情が表情として形になったもの」です。不随意筋の働きによるものが多く、コントロールしにくいです。逆にいうと相手を笑わせるのはそれだけ難しいということです。

ただ、ひとりでもお笑い番組などを見て爆笑できます。相手は必ずしも必要ないのです。

一方、笑顔は意識的なものです。少なからず社交の意味合いが含まれています。笑顔は人間が持つコミュニケーション能力の1つです。つまり「相手がいるから笑顔」なのです。随意筋の働きによるものが多く、コントロールできますし、上達していけます。

ただ、ここでいう「社交の意味合い」とは、社交辞令的ないわゆる「愛想笑い」とは違います。言葉を介在しなくても意識や感情が相手に深く確かに伝わる、人間関係の潤滑油。それが「笑顔」だと私は考えています。

ルール4　相手よりも少しだけテンションを高く

コミュニケーションのコツは、「相手よりも少しだけテンションを高くすること」。

ルール3でも書いたように、ビックスマイルで応対されると疲れてしまうのは、自分に比べて相手のテンションが高すぎるときに起こります。

大事なのは、相手より〝少し高い〟テンションを維持することです。

相手のテンションは表情から読み取れます。相手が真顔なら、こちらは和み笑顔を。

相手が和み笑顔なら、こちらは歯が見えるくらいの笑顔がちょうどいいバランスです。

簡単にテンションを上げる「ハッピー体操」

「相手よりも少しだけテンションを高くする」といっても、「自分のテンションをどうしても上げられない」ということがありませんか?

テンションが低いのは、心がネガティブな状態にあるからです。接客のプロの方でも意外とテンションが低いままお客様に対応している人がいます。マニュアルに沿ってそつのない接客はできますが、それではお客様と喜びを分かち合うような、心が通い合う関係にはなれません。

そんなときは、テンションを30秒で上げる「ハッピー体操」をしてみてください。これは私が開発したメソッドで、いわば〝心のストレッチ〟です。

ペアを組んでやることを推奨しますが、一人の場合は、大きめの鏡の前で鏡の中の自分と向かい合ってやってみましょう。

①

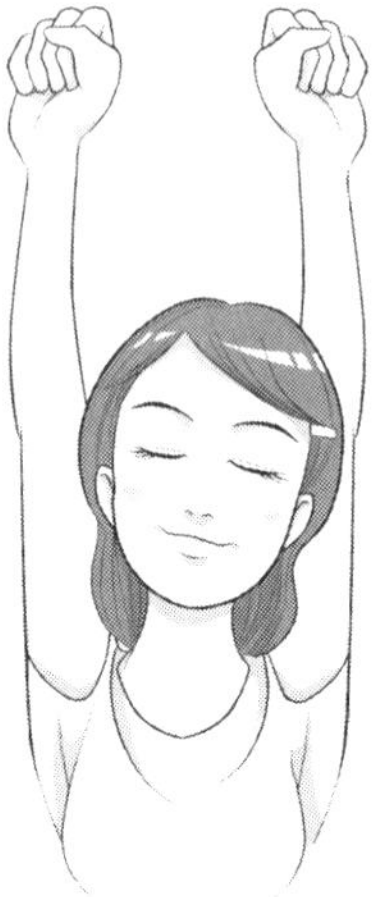

②

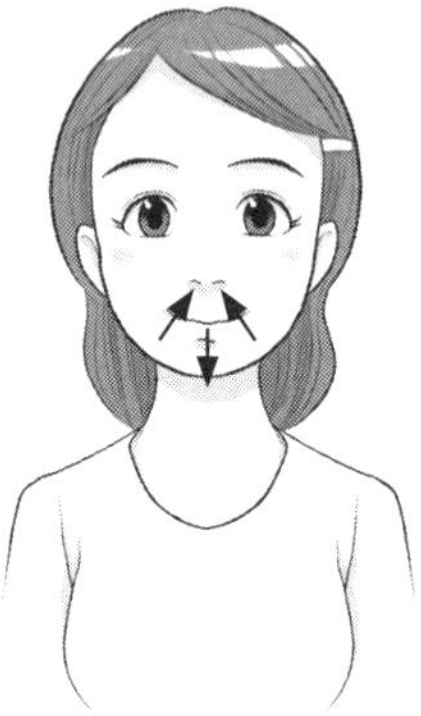

①伸びをして顔や全身をほぐす

鏡の前に立ち、15秒ほど大きく伸びをして顔をグーパー（１０５ページ参照）させます。同時に手もグーパーさせて肩を後ろに回しながらストンと下ろします。

②口角を上げ、笑顔呼吸

和み笑顔で3秒くらいかけて鼻から息を吸います。2秒ほど息を止め、10～15秒かけて口からゆっくりと吐きます。これを3セット行います。心と体のウォーミングアップです。（笑顔呼吸の50ページ参照）

③アイコンタクトをとり、相手と息を合

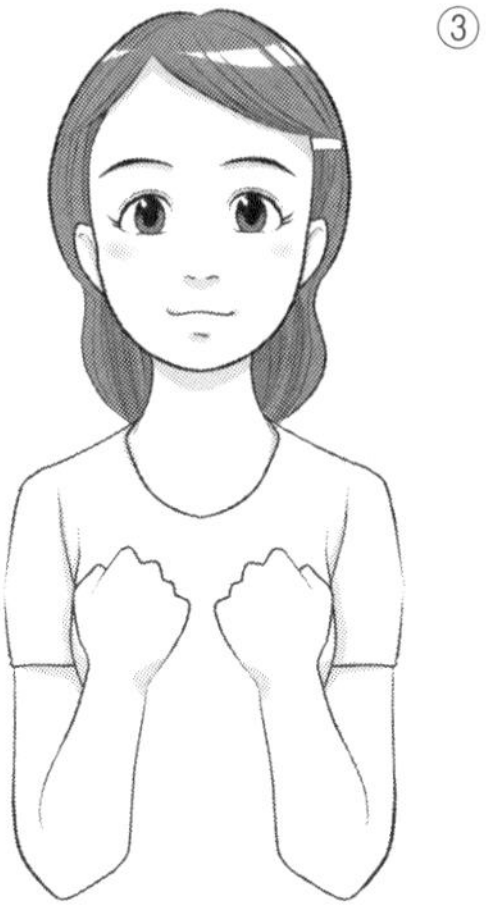

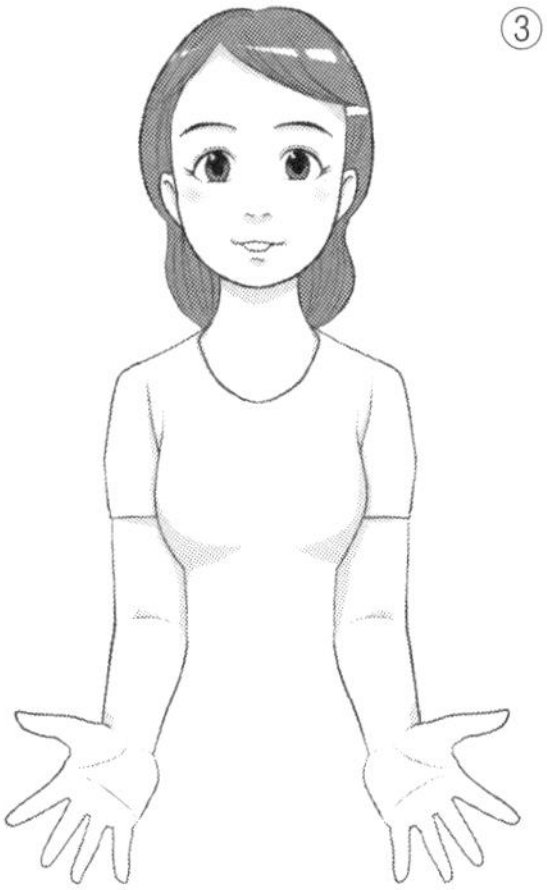

わせる

和み笑顔に手の動作を加えます。息を吐くときには両手のひらを上に、吸うときには両手を握ってグーの形にして、胸の前に持っていきます。これを15秒間繰り返します。コツは相手と息を合わせる＝テンションが上がる。

④「ハッピー」と声に出す

手の動作に加えて声をつけていきます。息を合わせて笑顔をつくり楽しそうに、息を吐くときに心を込めて「ハッピー！」と言いながらテンションを上げていきましょう。他にも「ラッキー」「大好き！」など、

④

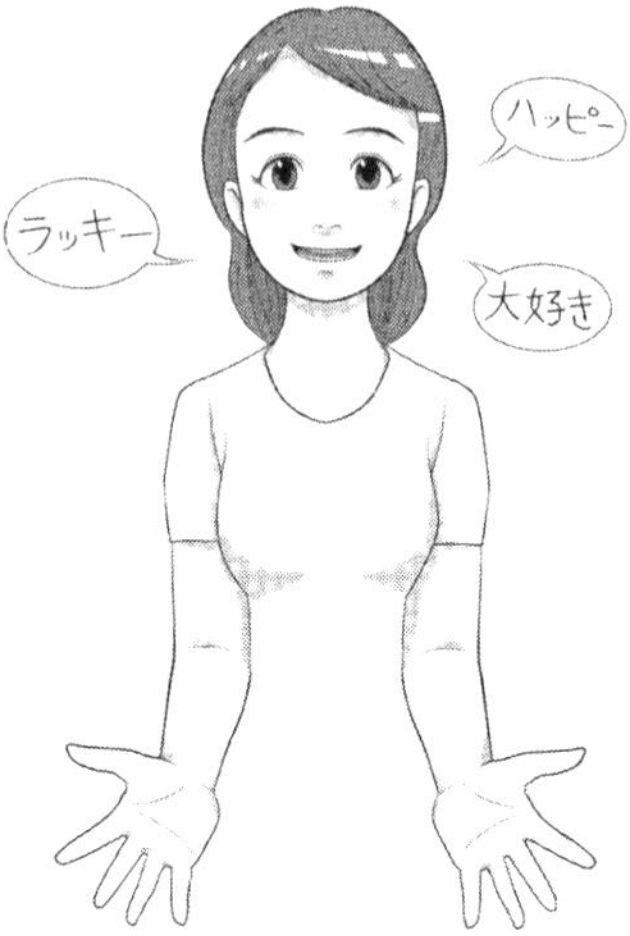

気持ちが上がるような、語尾がイ行で終わる言葉を選び息を合わせて言ってみましょう。だいたい10秒連呼して、次の言葉をまた10秒連呼してと、合わせて30秒行ってください。息が上がってきたら終わりの合図です。長くとも1分以内に収めましょう。楽しんでください。

ハッピー体操の直後はテンションが上がり、元気になっています。少し時間が経つとテンションが落ち着き、自然な和み笑顔になります。相手より少しだけ高いテンションが笑顔のベストポジションです。自分だけ高くてもダメです。

ルール5 口角を上げれば誰でも心地良い「笑声」になる！

今やメッセージのやりとりに欠かせない存在となった絵文字。実は日本にも古くから絵文字の文化がありました。そのひとつが「へのへのもへじ」です。ひらがな7文字で人の顔を表しています。口元を見ると「への字口」です。私たち日本人は、顔の構造からして口元が下がりやすいようです。口角を上げて自然な笑顔を作れるようになるために、３章でご紹介した笑顔トレーニングをしていただきたいと思います。

トレーニングを続けていただくと、口角が上がってきて顔の印象が明るく変わります。同時に声の印象も明るくなります。

ここで、顔が笑顔になると声も笑顔になるという実験をしてみましょう。

口角を上げて「イチたすイチはニー」と言ってみてください。「イ」音のトーンを覚えておいてくださいね。

次に「イ」音の口元に両手を添え、口角を下げながら「イ」音を出してみましょう。

口角を上げたときと下げたときの違いを体験してください。

口角が下がったときは暗く低い音になっていたのではないでしょうか。

一方、口角が上がったときは明るい音になっていませんか？　これが笑顔の声、「笑声（えごえ）」です。

感じがいい声は2500ヘルツ

以前、ＮＨＫの朝の番組「朝イチ」に出演したことがあります。そのとき、ゲストで出演されていたボイストレーニングの先生が「感じがいい声は２５００ヘルツだ」とおっしゃっていました。２５００ヘルツの声が一番心地良く感じられ、しかも良く通るそうです。

この２５００ヘルツの声は、口角を上げて発声したときの声でもあります。

実際、アナウンサーたちは、笑顔で声を出すということを最初からトレーニングしています。

笑顔になるということは、2章で説明しましたが、口角を上げるだけで共鳴腔《きょうめいくう》（口腔、鼻腔、咽頭腔）が開き、その動きに導かれ、喉仏も上がって声帯が伸び、口の中で声が共鳴して明るい声になります。

逆に、口角を下げると声帯が閉じてしまうので、声が低くなり、通らなくなってしまいます。

あなたの言葉をしっかりと相手に届けるためにも、口角を上げて笑顔になることが大切なのです。

ルール6　笑顔で自分のリズムを取り戻す

テニスを趣味としている私は、昨今の錦織圭選手や大坂なおみ選手の大活躍に、ときめいています。

テニスは、ストロークなどの技術はもちろんですが最後はメンタルの勝負です。

トーナメントの準決勝や決勝の場合、どの選手も過酷な状況から勝ち上がってきているので、体力や技術の差はほとんどありません。

4時間も5時間も試合が続くと、肉体だけでなく精神的にもかなり追い込まれます。そんなときにメンタルのコントロールをどうするかは大きな問題なのです。

大坂選手は、以前はメンタルの切り替えがうまくいかずに負けてしまうことが多々ありました。ショットが狙い通りに決まらないとラケットを放り投げたりして、明らかにイライラしていたのです。

しかし、あるときから試合中に深呼吸をして普段の意識を取り戻すようになりました。「弱さも含めて自分だ」ということを受け入れたのでしょう。深呼吸しながら自分を見つめ直しているシーンをよく見かけるようになりました。すると、トーナメントを勝ち上がるようになっていったのです。

さらにすごいと思えるのは、ノバク・ジョコビッチ選手です。彼は、錦織選手との死闘でも、追い込まれてカーッと頭に血が上りそうな最終セットの場面でも、ゆっくりした動作で、相手のナイスショットを手を叩いて褒めていたりしました。このとき完璧に口角が上がっていました。

彼は、笑顔をつくることで呼吸を整え、自分のリズムを取り戻しているのです。笑顔になるだけでリラックスできるということを彼は知っているのでしょう。その点、残念ながら、錦織選手はジョコビッチ選手の笑顔呼吸に負けてしまうのです。

ちなみに、卓球の若きエース、伊藤美誠《みま》選手は、自然に笑顔呼吸を行いパワー全開で成長を続けています。額を出して口角を上げる「和み笑顔」が、彼女の能力をさらに引き出していると思います。

笑顔になるだけで気持ちが明るくなる

楽しい気分のとき、人は自然に笑顔になるものですが、逆に笑顔をつくることで気分を明るくすることができます。

笑顔をつくるために表情筋、特に眼輪筋を動かすと、楽しい感情を呼び起こす神経が脳内で活発に作用します。すると脳波はα波が出やすい状態になり、リラックスできるのです。

ジョコビッチ選手が追い込まれたときに笑顔をつくるのは、この効果を利用したものです。他に、試合中にガムを噛んでいるスポーツ選手がいますがそれも同じです。

みなさんも、そんな顔面フィードバック効果を利用しましょう。これは、表情が動くと脳が連動して感情が動くことを利用したものです。つまり、表情を動かして気持ちを切り替えたり、保ったりする行動です。

口角を上げるだけで気分が変化します。大頬骨筋が口角を吊り上げると同時に、頬骨は上がります。頬骨が上がると目の周りの眼輪筋が動き、目が細くなり、眉尻も下がります。このとき頬と眼輪筋の近くにあるツボが刺激され、脳が楽しいときと同じ気分になるのです。笑顔を作れば気持ちも楽しくなるのは脳のクセです。

苦手な人と接するときは「イヤだなあ」「怖いなあ」とネガティブな気持ちになりますよね。そんなときは、まず笑顔をつくりましょう。すると気持ちが明るくなり、苦手意識が薄らいでコミュニケーションしやすくなります。脳のクセをうまく使っていくのです。

ルール7　笑顔でいると人に覚えてもらえる

笑顔の人を見ると、なぜか自分も自然に笑顔になってしまうことがありませんか。

これは脳の神経細胞「ミラーニューロン」が作り出した「表情模倣」です。私たちは無意識に見た相手の表情を真似てしまう仕組みを持っているのです。モノマネ細胞とも呼ばれています。

交渉の場で自ら局面を動かしたいときは、相手にしてほしい表情を自分からしてみましょう。つまり相手に笑顔で「イエス」と言ってもらいたいなら、自分から先に笑顔になることです。

また人に顔を覚えてもらうには、笑顔でいることです。

いま「笑顔優位性効果」の研究が広がっています。怒った顔の人と笑顔の人の写真を用意して、被験者にその顔を覚えてもらいます。後日、前回の写真の人たちの無表情の写真を見せて、同じ被験者に「覚えている人はいますか?」と確認しました。その結果、記憶されていたのは圧倒的に笑顔の人の顔だったのです。このことから、笑顔でいる人のほうが記憶に残りやすいということがわかりました。

相手に顔を覚えてもらうなら、笑顔でいるほうが効果的なのです。

自分の笑顔に自信が持てないときは?

私の笑顔研修で始めに「自分の笑顔が好きですか?」というアンケートを取ると、「嫌い」と答える人の割合が「好き」と答える人よりも圧倒的に多いです。

日本人は、自分の笑顔に自信がある人という人が1割もいません。みんなで一緒に「ワッハッハッ……」と笑うことはできても、個性を伝える笑顔は苦手のようです。

いざ笑顔になろうとすると、周囲の人を意識するあまり「いい顔を作らなければ」というプレッシャーを感じてしまうのでしょう。そのために顔が引きつり、「やっぱり自分の笑顔はダメだ」と思ってしまうようです。

そんなときは、笑顔呼吸で口角を上げるだけでいいのです。口角を上げるだけで30秒の笑顔チャージです。元気になっちゃいますよ。

それでも自分の笑顔が嫌いという人は、もう一度3章を読み、笑顔トレーニングで自分の好きな笑顔をつくれるようになりましょう。

あなたの笑顔は世界一です。

6章

もっと笑顔になるための生活習慣のヒント

これまで「笑顔」には、たくさんのメリットがあることをお伝えしてきました。

呼吸しやすくなって、免疫力が上がったり、リラックスできたり、脳が活性したりします。

コミュニケーションがうまくいくようになって、自分の話が伝わりやすくなったり、相手との信頼関係を築けたり、お金を稼げるようになったりします。

笑顔にはすごいマジックがあるのです。

シチュエーションに応じて笑顔になるのもいいのですが、日常的に笑顔で過ごせたらさらにいいですよね。

そこでこの本の最後に、もっと笑顔になるための生活習慣のヒントをご紹介します。できるところからやってみてください。

朝一番は、明るく元気にあいさつする

一日のスタートは、「おはようございます！」と明るく笑顔で挨拶することから始めましょう。自分も周りの人も気分が良くなります。

朝が苦手だという人は、「低血圧だから」「朝が弱いの」「午前中はどうも調子がでない」など、「自分は朝が弱いんだ」というイメージをつくっていませんか？　これを「自己暗示」といいます。人間は、3人から「顔色が悪いね」と言われると、本当に具合が悪くなるほど暗示に弱い動物です。自己暗示によってますます朝がつらくなっている可能性があります。

以前、朝のテレビ番組に出演したときは、早朝4時にお迎えがきて4時半から打ち合わせです。若いスタッフもたくさんいますが、眠そうに働いている人はまずいません。夜9時には寝るそうです。早起きがつらくなったら、もっと朝早い仕事をしている人のことを思うそうです。

人間は長い歴史の中で、日の出とともに目覚め、日暮れとともに眠りについていました。21世紀になり、これだけ文明が発達した今も、やはり自然と同調した生活リズムで生きるほうが、私たちには合っているようです。

体調を整えるためにも朝は決まった時間に起きることをおすすめします。そして自分と周りの人の気持ちを上げるために「おはようございます！」と明るく元気に挨拶をしましょう。

大きな声で「はい」と言おう

「はい」という言葉には、周りの人を明るくし、自分も明るくする、3つの不思議な力があります。

1つ目の効用は、「はい」という言葉の後に否定的な言葉が続かないことです。「はい、いやだなあ」とか「はい、疲れた」というネガティブな文はないですよね。「はい」という返事の後は「やってみます」「頑張ります」と続き、常に前向きです。

2つ目の効用は、使っているうちになぜか気分も、ハイになることです。

私が子供のころ、小学校の先生から「わかりましたか？　わかったら、大きな声で、『はい』と言いましょう」と教わりました。それからというもの、いつも教室は「はい」という元気な返事でいっぱいです。あるとき私は、大きな声で「はい！　はい！」と言って手を上げているうちに、答えを忘れてしまいました。先生から指名されても答えられず、恥ずかしかったほろ苦い記憶があります。

大人でも「はい」は気分を高揚させます。バラエティー番組では、本番前に「前座」が会場に現れて観客とのコミュニケーションを深めます。そのとき、MCが観客に大きな声で「はい」と言わせ、掛け合いをしたりします。最初は抵抗があっても、2～3回繰り返すうちに、恥ずかしさも消え気分が盛り上がっていきます。大人も本当は子供のころと本質はあまり変わってないのかもしれませんね。

3つ目の効用は、「はい」と言うと笑顔になりやすいことです。

口元の動きに注目すると、口角が上がり、笑顔の口元になっています。「はい」という言葉は、心と体を自然な笑顔につなげるパワーをもっています。疲れてきたら、大きな声で「はい」と言ってみましょう。

常に笑顔のイメージを描いておこう

スポーツではイメージトレーニングが大切なように、笑顔づくりにも「いいイメージ」を抱くことが必要です。

アメリカのスポーツ科学の先駆者であるR・A・バンテル氏は、イメージ訓練の実例として、ハイスクールでのバスケットボールのフリースローのトレーニングを３つのグループに分け、その成果を検証するという実験を行いました。

Aグループは、20日間にわたり毎日30分のフリースローの練習をします。Bグループは何もしません。Cグループは、20日間にわたって毎日30分のフリースローの成功をイメージしました。

各グループのトレーニング前後のデータを比較したところ、Aグループはフリースローの成功率が24％も向上しました。Bグループは何も変化しませんでした。そしてCグループは、なんと23％も成功率が向上したのです。

このことから「良いイメージが成功に導く」ということがわかったのです。

日ごろからプラス思考でいることは、実際に物事を良い方向に向かわせてくれます。いつも笑顔のイメージを思い描いておくと、笑顔になりやすいし、心から笑顔になれるような素敵な出来事が起こりやすくなるのです。

小さな「良かった」を探す

疲れていると、周りの人々が幸福に見え、自分だけが不幸を背負っているように感じることがあります。

現代の人々は物の豊かさと引き替えに心の寂しさを味わっているのかもしれません。

本屋さんに行けば、幸せづくりのマニュアル本がいっぱいです。それを読んだ人は、幸せになれたでしょうか。

私は、幸福とはとても個人的な意識の流れの中にあると考えます。小さなこと、本にしたらつまらないような、当たり前のことが大切なのです。

以前ですが、11月の北海道・千歳でのことです。私にとって久々の雪景色でした。あまりに嬉しくて、歩いてホテルから講演会場まで行くことにしました。

最初は楽しかったものの、だんだんと後悔し始めました。革靴は滑りやすく、転んでしまいました。地元の人が、なぜスムーズに歩くことができるのか不思議です。歩く早さが違います。私は急ぐのを諦め、ゆっくり歩くことにしました。

ふと街路樹に目がとまりました。枝にかかった白い雪の中に、真っ赤な実が輝いていました。後でそれが「ななかまどの木」だとわかりました。あまりにも個人的な感動ですが、みんなに話しました。そして日記にもメモをしました。小さい「良かった」ことほど忘れてしまうからです。

次の年の6月、同じ場所で「ななかまどの木」に再会しました。木は葉っぱもたくさん付け、真っ白い花が咲いていました。会えて「良かった」です。

小さな「良かった」を探す習慣をつくりましょう。「おいしかった」「うれしいな」「ありがとう」……「良かった」につながる事を数多く見つけることです。見つけるのが下手な人は、無意識に大きな「良かった」を探していませんか。小さい「良かった」は目を凝らさなければ見つかりませんが、実は日常に溢れています。その小さいことが、大きな喜びをもたらしてくるのです。

1日5回笑顔をつくる

プラス思考やポジティブな発想……とは言っても、行動が伴わなければ意味がありません。行動が変われば、習慣が変わる。習慣が変われば、人生が変わります。

笑顔も行動であり、習慣です。まずは1日5回、笑顔をつくることから始めましょう。

新しい行動を習慣化するためには、最初の3日間がポイントです。一生のうちで、たったの3日間です。1週間続けば、やらないと逆に違和感が生じてきます。

ただ人間の心は弱いものです。習慣化するために工夫と仕掛けが必要です。

例えば、お気に入りの自分の笑顔の写真を持ち歩く、鏡を胸のポケットに入れていつでも笑顔を作れるようにする、会社のロッカーに素敵な笑顔の人の写真を貼っておくなど、自分が楽しく取り組めるようにいろいろとアイデアを出してみてください。

「スマトレ」というアプリがあります。私が会長をしている日本笑顔推進協会が無料で提供している笑顔のアプリです。自分の笑顔を日記のようにして記録できます。ぜひご活用ください。

始めは一回一回意識しなければいけないので大変ですが、繰り返しているうちに必ず無意識で行動できるようになります。

ぐっすり眠る

私のリラクセーション法は、ズバリ寝ることです。うたた寝が大好きです。最高に気持ちのいい至福のひとときですが、妻から「布団で寝なさい！」と何回も子供のように注意されてもやめられません。風邪をひかないようには注意しています。

寝る前の30分は楽しく過ごしていただきたいものです。間違っても寝る前に、怖いビデオを見てはいけません。朝の目覚めに影響しますから。

私たちにとって睡眠は、心身の疲れを回復させる、記憶を定着させるなど、計り知れない恩恵があります。

睡眠には、体の睡眠（レム睡眠）と脳の睡眠（ノンレム睡眠）があります。体の睡眠は、筋肉が活動していない状態で、脳波は浅い眠りです。脳の睡眠は、脳波が浅い眠りから深い眠りへ推移した状態です。

約90分の周期で体の睡眠（レム睡眠）と脳の睡眠（ノンレム睡眠）を何度か繰り返しながら眠ります。年をとると若いときに比べて眠りの周期が短くなり、深い眠りのノンレム睡眠も少なくなります。これが、朝早く目が覚めたり、熟睡できずに夜中に目が覚めやすい原因です。子供でも、病気などで日中の運動量が少ないと同じ状態になります。

人間の睡眠時間には個人差があり、5時間寝れば十分だという人もいれば、10時間以上寝ても足りない人もいます。

何時間寝るのかにこだわるよりも、寝る前の30分間を大事にして楽しく過ごしてください。

朝起きたときに「ああ、よく寝た！」という感覚があれば、その日の睡眠は大成功です。活動のためのエネルギーが充てんされています。

そして笑顔で「おはようございます！」と挨拶して、一日を始めましょう。

おわりに

最後までお付き合いくださり、ありがとうございます。

この本の執筆中に、「平成」が終わりました。

新しい元号は「令和」ですね。

凛とした中にも、優しさや穏やかさが感じられ、とてもいいネーミングだと思いました。

令和の「和」は、平和の「和」であり、聖徳太子の十七条憲法の冒頭にある名文「和を以て貴しと為す」の「和」です。私の座右の銘です。

周りの人々や環境と調和して生きていくことを目指した、古代の日本人の心は美しいと思います。

そして「和を以て貴しと為す」という生き方の実践の中に「笑顔」があるのだと、私はずっと考えてきました。仏様のような静かで穏やかな「和み笑顔」を目指したい。

真顔を和み笑顔に変えてコミュニケーションを円滑にしていこうと提案してきました。

始まったばかりの令和は、言葉の響きとは裏腹に、より一層混沌とした時代になっていくでしょう。

人々の働き方も激変しています。

新卒で入社しても、職種によっては3年で半分くらいが辞めてしまいます。現場では慢性的な人手不足が続いています。

私は笑顔の研修をしているおかげで、大企業から街の工場まで、さまざまな会社の社長や役員とお話をする機会があります。元気な企業のトップとお話をすると、いつも話題に上るのは「いかに従業員を笑顔にするか」ということです。

従業員が笑顔になれば、お客様を笑顔にできる。売上げはおまけでついてきます。

つまり、「笑顔を買う」時代がやってきています。

すると笑顔を技術として習得しておいたほうが何かとお得になるわけです。

さらに、口元を上げるだけで呼吸しやすくなり、リラックスできて健康にもなる。

しかもお金はかからず、副作用もありません。笑顔の数だけ人の心が豊かになっていきます。笑顔には莫大なメリットがあるのです。

最強の笑顔の持ち主といえば、赤ちゃんです。

しかし、生まれたばかりの赤ちゃんは、可愛い笑顔というよりもお猿さんのようです。

赤ちゃんはいつ笑顔になるのか。私はお母さんのおっぱいを吸うときの顔の動きではないかとひらめきました。

赤ちゃんのおっぱいを飲むときの口角に注目して観察してみると、口角が笑顔の原型をしているのです。

お母さんの愛情に包まれ、空腹が満たされると、赤ちゃんは寝てしまいます。人間の幸せの原点が笑顔の原点でもあるのです。

意外にも、笑顔は人間にとってラクな表情です。特に和み笑顔と自然に歯を見せた笑顔は、最も自然な表情だといわれています。

30以上あるという表情筋のうち、笑顔になるときに使うのは7つくらいだそうです。もし笑顔を作るのが疲れたり難しい行為だったら、赤ちゃんはあんなに笑顔を振りまけるはずはありません。

だからあなたもちょっと練習すれば、赤ちゃんのような笑顔になれるはずです。もともと出来ていたのですから……。


さて、私自身はこれからどんな笑顔を目指したいのかというと、瀬戸内寂聴さんの笑顔です。

歳をとってくると、子供にかえったほうが良いのではないかと私は思います。寂聴さんは孫みたいな歳まわりの秘書と楽しくおしゃべりをしたり、喧嘩をしたりしています。その自由な感じが素晴らしいと思います。

もう90歳を過ぎていらっしゃいますから顔にはシワもありますが、シワは人生の証しです。たくさん笑ってたくさん泣いて、顔をいっぱい動かしたからシワができるのです。シワを無くすことを考えるよりも、良いシワ、幸せのシワをどう刻んでいくかを考えたほうがいいなと思います。

彼女の笑顔こそ、私のイメージする「和み笑顔」です。

あなたも笑顔になりましょう。口角を上げるだけで人生が動き出します。

この本があなたを笑顔にしますように。そして今後のより良い健康状態やコミュニケーションをつくっていくお手伝ができれば、これ以上嬉しいことはありません。

この本を出版するにあたり携わっていただいた総合法令出版の豊泉博司さん。やさしくフォローしていただいた有留もと子さん。その他協力していただいたたくさんの方々に感謝いたします。

２０１９年６月

（株）笑顔アメニティ研究所代表取締役

笑顔コンサルタント　門川義彦

参考文献

『顔の百科事典』日本顔学会編（丸善出版）
『人の顔を変えたのは何か』原島博・馬場悠男（河出書房新社）
『結局、人は顔がすべて』竹内一郎（朝日出版）
『顔を科学する！』馬場悠男・金澤英作（ニュートンプレス）
『人はなぜ笑うのか』志水彰・角辻豊・中村真（講談社）
『笑いのちから』角辻豊（家の光協会）
『脳からストレスを消す技術』有田秀穂（サンマーク出版）
『「快感する脳」が人生を変える』大島清・大木幸介・石原靖久（日本実業出版）
『禅マインド　ビギナーズ・マインド』鈴木俊隆・松永太郎約訳（サンガ出版）
『呼吸入門』齋藤孝（角川文庫）
『呼吸はだいじ』帯津良一（マガジンハウス）
『なぜ「これ」は健康にいいのか？』小林弘幸（サンマーク出版）
『肺炎がいやなら、のどを鍛えなさい』西山耕一郎（飛鳥新社）
『人体絵本』ジュリアーノ・フォルナーリ　加藤季子訳（ポプラ社）
『顔記憶に及ぼす印象判断の影響』福田廣・福元純一（山口大学教育学部 研究論文）
『笑顔のチカラ』門川義彦（アルマット）
『「頭のいい人」より「感じのいい人」』門川義彦（ダイヤモンド社）
『笑顔のつくり方』門川義彦（ＰＨＰ研究所）

門川義彦（かどかわ・よしひこ）

株式会社笑顔アメニティ研究所代表取締役。笑顔コンサルタント。
1974年に明治学院大学経済学部卒業後、大手アパレルメーカー鈴屋に入社。後に地区エデュケーター、玉川高島屋店長、ファッションビジネススクール事務局長、営業本部販売ディレクターを歴任し、1989年に笑顔コンサルタントとして独立。これまでに全国の小売業、製造業、運輸業、行政・公的機関など約10万人、800社以上に笑顔研修を行う。国内経済誌はもとより、ロサンゼルスタイム誌の1面に取り上げられたほか、イギリスBBC放送で度々取材を受け、世界で唯一の笑顔コンサルタントと紹介される。著書に『どんどん儲かる「笑顔」のしくみ』（ダイヤモンド社）など多数。2003年に日本文化振興会『社会文化功労賞』受賞。2018年株式会社日本笑顔推進協会会長就任。

https://www.egao.co.jp/

表情で体が変わる
かんたん笑顔呼吸

2019年6月27日　初版発行

著　者　門川義彦
発行者　野村直克
発行所　総合法令出版株式会社
〒103-0001　東京都中央区日本橋小伝馬町15-18
ユニゾ小伝馬町ビル9階
電話　03-5623-5121
印刷・製本　中央精版印刷株式会社

ISBN 978-4-86280-690-1
総合法令出版ホームページ　http://www.horei.com/